A Léontine

EL REGIMEN ANTI-EDAD: ¡DALE LA VUELTA A TU RELOJ BIOLOGICO!

Alain ANDREU

Traducido por Sarai Suarez

« La cuna se balancea sobre un abismo, y el sentido común nos dice que nuestra existencia no es más que una breve rendija de luz entre dos eternidades de tinieblas. » Vladimir Nabokov, ¡Habla, memoria!.

ADVERTENCIA

Esta obra es el fruto de una trayectoria personal cuyo fin es mejorar la salud y mitigar los efectos del paso del tiempo. Aunque lleva trabajando desde hace treinta años en el ámbito de la salud, su autor no es médico, y aconseja la consulta previa con un profesional antes de tomar cualquier complemento alimenticio o participar en una terapia hormonal. De hecho, en este libro encontrarás información sobre la salud que se escapa del territorio de la medicina oficial: el protocolo anti-edad de medicina funcional y nutricional que estás a punto de descubrir dimana de la medicina preventiva. El objetivo es que optimices al máximo su salud y prevengas posibles enfermedades, aun cuando no estés enfermo. De esto depende la longevidad.

Índice de contenidos

Trabajo desde hace más de 30 años en un laboratorio de biología médica en el seno de un instituto de investigación situado en el medio del Pacífico, en la Polinesia francesa.

Desde que cumplí cuarenta años he venido padeciendo los efectos perversos del envejecimiento y los trastornos hormonales que los acompañan: dolor de espalda crónica, síndrome metabólico, reflujo gastroesofágico, aumento de peso, fatiga… También hay que decir que había dejado de hacer deporte desde que tenía treinta años.

Por otra parte, ciertos problemas de salud precoces (dos melanomas a los 30 años, tiroiditis de Hashimoto a esa misma edad, recurrentes carcinomas baso celulares y una enfermedad de Schoermann con cifosis) me habían quitado las ganas de hacer actividades físicas en el exterior, viviendo en un país tropical y con la circunstancia añadida de ser pelirrojo.

Como muchos de nosotros, yo era bastante fatalista, y me decía que, al fin y al cabo, si los médicos y los fisioterapeutas a los que consultaba no podían solucionar mi problema, de ninguna manera podría solucionarlo por mí mismo. Pensaba (erróneamente) que era inútil luchar contra una genética desfavorable y que había que resignarse y aceptar las cosas como eran. Sin embargo, esta salud frágil afectaba cada vez más mi actividad profesional, y la falta de energía influía tanto en mis capacidades físicas como mentales, hasta el punto de entender que tenía que hacer algo urgentemente si quería mantenerme en la palestra.

¿Por dónde empezar, entonces, cuando después de una carrera en el ámbito sanitario, nos damos cuenta de repente de que la medicina oficial es incapaz de curar la mayor parte de las enfermedades crónicas (diabetes de tipo 2, artrosis)? En realidad, nunca me había planteado esta pregunta hasta ese momento, cómo mejorar la salud a través de otros medios que no fuesen químicos, utilizando otras vías que aquella trazada por los grandes laboratorios y por el sistema de salud. Mis únicas reflexiones, hasta entonces, eran sobre todo de carácter filosófico: en aquella época escribía regularmente análisis críticos de la obra de Vladimir Nabokov para la revista americana The Nabokovian (¡de ahí la cita en la primera página!) y no me preocupaba en absoluto del contenido del plato que tenía delante.

Me ha sido preciso, entonces, abrir la mente a las medicinas alternativas, seleccionar la información veraz de entre las informaciones contradictorias que abundan en internet sobre nutrición y las recomendaciones nutricionales oficiales del P.N.N.S (Plan Nacional Nutrición y Salud[1]), estudiar los datos científicos… Los últimos escándalos sanitarios que han sacudido a la Agencia Francesa de Seguridad Sanitaria de Productos de Salud (Affsaps en sus siglas en francés, convertida en ANSM después del caso Mediator) estos últimos años, así como los que están en curso y los que vendrán (el de las estatinas, Dépakine, Lévothyrox, …) han aumentado mi escepticismo respecto a la medicina tradicional en contraste con la confianza total que otrora le profesara.

*

---

[1] Plan National Nutrition et Santé en el original

- Vale, vale, dice mi editor con aire satisfecho, cerrando el manuscrito. Pero, ¿por qué necesitaba escribir un libro, mi querido señor?

He escrito este libro porque veo todos los días a gente sufriendo los efectos del envejecimiento inútilmente. Esta obra está destinada, sobre todo, a estas personas, para ayudarlas a que se conviertan en protagonistas de su propia salud y para hacerlos partícipes de mi experiencia. El cuerpo es una máquina compleja que necesita un enfoque holístico: el entorno, el estrés, la nutrición, las hormonas y los micronutrientes… todo esto está estrechamente relacionado y no existe una píldora milagrosa para la buena salud. Si tú eres de los que aún piensa que la artrosis se cura a golpe de antiinflamatorios, la osteoporosis a golpe de bifosfonatos, la arteriosclerosis con estatinas…entonces mucho me temo que ya has gastado algunos euros para nada, y te invito a cerrar este libro y a regalárselo a un amigo sin perder más tiempo.

Si, al contrario, estás dispuesto a intentar aventurarte en la medicina anti-edad (*pro aging* o *reversing aging medicine*[2] en inglés), aceptando cambiar tu rutina, puedes ser víctima de los siguientes efectos: pérdida de peso, energía renovada, actitud mental positiva, un cuerpo transformado, sin dolor…

Ua reva, como decimos en la Polinesia, ¡allá vamos!

---

[2] En inglés, en el original

PARTE 1

¿POR QUÉ ESTE LIBRO ESTÁ HECHO PARA TI?

Porque tú eres el verdadero protagonista de tu propia salud, y porque vas a asumir el control.

De hecho, si aplicas las reglas básicas que figuran en este libro, te darás cuenta en seguida del impacto que tendrán sobre tu cuerpo y tu salud mental, hasta un punto que nunca habrías imaginado.

Porque el paciente siempre tiene la razón.

Es el abuelo del doctor Thierry Hertoghe, Eugène Hertoghe, uno de los pioneros del tratamiento hormonal del hipertiroidismo, quien siempre decía esto. Lamentablemente, un examen clínico exhaustivo no se puede realizar en los 10 minutos que dura una consulta. Y, muy a menudo, el médico no escucha las quejas de sus pacientes, o no se las toma en serio. Es por ello por lo que aconsejo tomar un papel activo en la mejora de la propia salud. Este libro no busca promover la automedicación, su objetivo es más bien el de animar al lector a hacerse cargo de su salud de manera preventiva.

Porque rechazas la medicina de la «silla de ruedas »

En efecto, la medicina «oficial » espera a que te pongas enfermo para comenzar el tratamiento. Es una medicina de urgencia, muy eficaz en ocasiones, que salva vidas, si tomamos en cuenta, por ejemplo, los avances realizados en el ámbito de las infecciones desde el descubrimiento de la penicilina. Pero en lo que se refiere a las enfermedades crónicas, el balance es bastante menos halagüeño, y la mayoría de los tratamientos prescritos tratan los síntomas en vez de tratar el problema. Esto es debido a que la medicina considera al paciente como un conjunto de órganos, tratados, a menudo, por separado, mientras que para vencer las enfermedades se necesita de un enfoque holístico (global).

La medicina anti-edad comparte este enfoque: hace falta optimizar la salud para no enfermar. Ya que, se diga lo que se diga, envejecer es aceptar tener una salud menoscabada. ¿Por qué, entonces, soportar sufrimientos inútiles si podemos evitarlos viviendo mejor y durante más tiempo? Comprobarás que muchas de las patologías consideradas como consecuencia inevitable del envejecimiento como son la artrosis, la diabetes de tipo 2, la hipertensión, el cáncer e incluso la alopecia androgénica pueden ser superadas o evitadas a través de un enfoque global.

¿QUÉ ES EL ENVEJECIMIENTO?

Existen múltiples fenómenos que interactúan y dejan al cuerpo más vulnerable con los años: la glicación, la oxidación, la inflamación crónica, el acortamiento de los telómeros y las carencias hormonales. Según algunos autores, el sistema inmune también cumple un rol capital en la esperanza de vida.

Veamos esto en más detalle.

LA GLICACIÓN

La **glicación** es una reacción química producida entre un azúcar y una proteína, que da como resultado una especie de agregado no funcional que, una vez oxidado en el organismo, se convierte en lo que llamamos en inglés un A.G.E. (*Advanced Glycation Endproduct*).

Estos productos de glicación avanzada (según el acrónimo) dañan profundamente los riñones, el corazón y los ojos. Es lo que se conoce por «reacción de Maillard » : se puede decir que nuestro cuerpo se « carameliza » y nuestras arterias pierden su elasticidad. La opacificación del cristalino, las cataratas, son una consecuencia directa de los AGEs.

Nuestro cuerpo los produce todos los días, pero más incluso con los alimentos industriales y la «comida basura » : los cereales con azúcar del desayuno, la carne cocinada a altas temperaturas (en barbacoa), los fritos, los refrescos…

Incluso la hemoglobina, la proteína que se encuentra en nuestros glóbulos rojos, sufre los efectos del azúcar transformándose, parcialmente, en hemoglobina «glicada » o HbA1c. Esta hemoglobina glicada permanece en el glóbulo rojo durante toda la vida de la célula, aproximadamente durante 120 días. Por esta razón la utilizamos para el seguimiento de la diabetes en el laboratorio, ya que le da al médico una idea precisa del consumo de azúcar a lo largo de las últimas semanas, mientras que la glucemia en ayunas sólo es una «instantánea » del estado de la sangre en un momento M.

Ya lo has entendido: el azúcar acelera el envejecimiento, los estudios lo demuestran (1).

Siendo los residuos de la glicación importantes e irreversibles, la medicina anti-edad insiste mucho sobre la prevención, como lo veremos más tarde con los consejos nutricionales. También existe un suplemento, la carnosina (que se encuentra de manera natural en la carne, de ahí el nombre), capaz de reducir la formación de los AGEs. Está ligada a un aumento de la duración de la vida del animal (2).

EL ESTRÉS OXIDATIVO

El estrés oxidativo fue puesto de manifiesto en 1956 por el Dr. Denhan Harman y su papel en el envejecimiento es una hoy una realidad unánimemente aceptada. El simple hecho de respirar, y de estar en contacto con el oxígeno produce radicales libres. Un medio ambiente contaminado, la actividad física, la sobrealimentación, todo ello genera oxidación y hace que nuestro cuerpo se «oxide ». Afortunadamente, esto también genera un cierto número de moléculas, enzimas (superóxido dismutasa, entre otras), glutatión, coenzima

Q10, ácido lipoico, melatonina… son antioxidantes que nuestro cuerpo produce todos los días. El glutatión, por ejemplo, se produce normalmente en pequeñas cantidades en aquellos individuos aquejados de la enfermedad de Parkison, y si se les administra se puede ralentizar la formación de esta enfermedad.

El glutatión es bastante inestable en el exterior del cuerpo, pero existe un complemento nutricional precursor del glutatión, bastante barato, la N-Acetil Cisteína o NAC (3).

¿Es suficiente entonces con tomar complementos alimenticios y antioxidantes para protegerse contra los efectos del envejecimiento? Desafortunadamente, los estudios recientes demuestran que el estrés oxidativo parece necesario para obligar al cuerpo a protegerse, y un consumo excesivo de complementos antioxidantes sería nefasto, salvo en aquellos pacientes aquejados de enfermedades degenerativas (Parkinson, DMLA…) Por eso el estrés oxidativo producido por el deporte es beneficioso para la salud, porque obliga al cuerpo a adaptarse (4).

Para saber más sobre el estado de tu protección anti radicales, existe desde hace algún tiempo los llamados «análisis de estrés oxidativo», que se realizan en los laboratorios a partir de muestras de sangre o de orina. La lista de laboratorios que la realizan se puede encontrar en la página web www.lanutrition.fr.

Se diga lo que se diga, una regla de precaución en materia de consumo de complementos debe ser siempre mantenerse dentro de las dosis fisiológicas que el cuerpo es capaz de producir o de absorber. Esto también vale para las hormonas idénticas a las humanas, como veremos más adelante.

LA INFLAMACIÓN

La inflamación crónica es un fenómeno todavía infravalorado, y que solo se trata si está en un nivel importante medido a través del conocido CRP (o proteína C reactiva), o del fibrinógeno. Pero estos indicadores clásicos no detectan la inflamación si se encuentra en niveles bajos.

Y, sin embargo, ésta es la responsable de la mayoría de las enfermedades cardiovasculares. Ahora sabemos que el colesterol no influye en la arterioesclerosis, y que la formación de las placas arteriales está provocada, probablemente, por la inflamación de la membrana de nuestras arterias. Podríamos también acusar al calcio en lugar de al colesterol, ya que éste también se encuentra en cantidades significativas en las placas arteriales, pero es una larga historia y, sobre todo, la industria azucarera ha decidido que así sea (5,6 y 7).

Así es como se crea la prueba **CRP ultrasensible**: para medir con precisión las tasas de CRP inferiores a 5 mg/l y dar una idea del nivel de inflamación crónica. Esta prueba está, con la **homocisteína**, reconocida como uno de los mejores indicadores de riesgo cardiovascular, mucho mejor que el análisis clásico de exploración de anomalías lipídicas, prescrito frenéticamente desde hace décadas.

Tomar regularmente A.I.N.S (antinflamatorios no-esteroideos) ha demostrado que reduce de manera importante el riesgo de cáncer de colon, de mama, de próstata y de esófago. En cuanto a la enfermedad del Alzheimer, ¡el riesgo se reduciría un 75%!

La administración cotidiana de 100 mg de aspirina con el fin de limitar la inflamación tiene sus adeptos, sobre todo en los EEUU, pero , de hecho, es bastante fácil reducir el nivel de inflamación con un régimen adaptado, aumentando los aportes en ácidos grasos EPA/DHA (omega 3, que encontramos en los pescados grasos o en el aceite de colza), tomando ciertas especias (cúrcuma, clavo, jengibre) o ciertas plantas que tienen sorprendentes propiedades anti TNF alfa (por favor, consulte el capítulo sobre la alopecia).

EL ACORTAMIENTO DE LOS TELÓMEROS

Los telómeros son los extremos de los filamentos de ADN que forman nuestros cromosomas. Su descubrimiento, así como el de la enzima telomerasa, que protege su integridad, dieron lugar a un premio Nobel en 2009.

Con cada división, la célula pierde unos pocos telómeros y termina por morir. Ésta es una de las causas del envejecimiento. Existe un mercado de activadores de telomerasa como el Epitalon y los derivados de la raíz de astragalus (TA65) , que son caros aún, pero que ofrecen, desde hace unos años, una nueva arma para la medicina anti-edad. Los activadores de telomerasa contienen cicloastragenol, un principio activo hallado en muy pequeñas cantidades en la planta Astragalus, cuyo proceso de extracción es bastante costoso. También existen análisis de laboratorio que permiten medir la longitud de nuestros telómeros, y así nos permite conocer nuestra edad biológica. Pero estos análisis precisan de más homogeneización – se han apreciado grandes diferencias entre aquellos a quienes se ha sometido a distintos análisis (8).

LAS CARENCIAS HORMONALES

Finalmente, los **niveles hormonales**, que alcanzan su grado óptimo alrededor de los 25 años, se reducen regularmente con la edad, particularmente los siguientes: DHEA, la hormona del crecimiento, las hormonas sexuales, la melatonina, y algunas veces las hormonas tiroideas. Por este motivo se aconseja hacerse siempre un análisis hormonal alrededor de los 25 años, para que sirva de base para las terapias que se inicien más adelante.

Estas carencias aparecen más rápidamente o menos según la genética del individuo, y, sobre todo, según su modo de vida. Por este motivo todos conocemos a gente que parece mayor o más joven que su edad civil: es lo que llamamos la edad biológica. Todos los médicos anti-edad tienen un abanico de análisis para evaluar la edad biológica de sus pacientes, entre ellos las llamadas dosis hormonales.

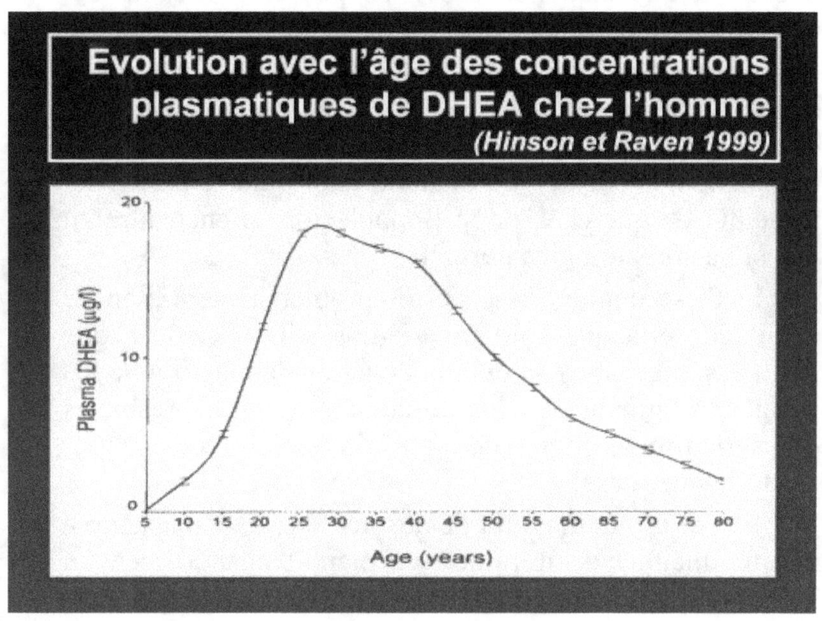

Evolución de las concentraciones plasmáticas de DHEA en el ser humano en función de la edad (Hinson y Raven, 1999)

EL PROBLEMA DE LOS ESTÁNDARES DE LABORATORIO

En teoría, cada laboratorio debe establecer unos «estándares» o « valores frecuentes » en función de las características de la población a la que atiende. En la práctica, los valores que se otorgan al paciente son, en buena medida, aquellos provistos por el fabricante del reactivo...

Estos valores se establecen según el postulado siguiente: se estima que solo el 5% de la población – es decir, 2 personas sobre 40 – se sitúa fuera de los parámetros. Dicho de otra manera, estos valores parten del principio de que el 95% de la población se encuentra en una situación biológica normal.

Si se pone el caso de los problemas de visión, el resultado sería que solo trataríamos a las personas que están casi ciegas – y se dejaría de lado a la mayoría de los miopes, astigmáticos y los portadores de otras presbicias que serían merecedores de algún tipo de corrección, ¡por modesta que fuese!

Por eso la mayoría de nosotros hemos escuchado a nuestro médico decir ¡«todo va bien»! cuando leen un análisis tiroideo con una TSH a 3 mUI/L – no controlado por un examen clínico más exhaustivo- y se muestra sordo a nuestras quejas de que estamos cansados.

Ya lo has entendido, los valores frecuentes de laboratorio no son en NINGÚN CASO valores « salud », ¡no dejes que nadie te persuada de lo contrario!

Incluso si se «ajusta» el intervalo para « optimizar » las normas, como lo hace la medicina anti-edad, no hay que perder de vista que estos valores, para una hormona dada, hay que confrontarlos con el examen clínico y la plantilla del paciente. Un hombre de talla grande, por ejemplo, tendrá necesidad de una tasa de testosterona y de IGF1 más elevada que un hombre de talla mediana o pequeña.

¿POR QUÉ LUCHAR CONTRA LOS EFECTOS DE LA EDAD?

La pregunta parece resultar molesta, en algunas ocasiones, y no es raro escuchar que el envejecimiento es un proceso normal de la vida, contra el que es imposible luchar.

Sin embargo, muchos estudios han puesto de manifiesto las condiciones que aceleran – o ralentizan – el envejecimiento. Según algunos autores, éste podría incluso revertirse, en cierta medida.

La medicina anti-edad, rebautizada recientemente como « *pro aging medicine* » no tiene verdaderamente la vocación de alargar la duración de la vida (incluso si pudiese resultar exitosa) sino , más bien, de mejorar la calidad de la vida, lo que llamamos E.V.S.D., que significa esperanza de vida sin discapacidad. Contrariamente a una idea muy extendida, esta EVSI está disminuyendo desde hace varios años, y lo más inquietante es que, desde hace varios años, estamos asistiendo a una disminución significativa de la esperanza de vida en países desarrollados (9).

Para resumir, en materia de geriatría hemos asistido estas últimas décadas a una «ampliación de la morbilidad» y más recientemente a una reducción de la duración de la vida, inexplicable, por no hablar de la epidemia de obesidad presente en la mayoría de los países desarrollados. Esto es lo que el doctor Thierry Hertoghe llama gráficamente la medicina «de la silla de ruedas », y se basa en la elección de nuestra sociedad actual, con su séquito de cuidados paliativos que hacen las delicias de la industria farmacéutica.

Sin embargo, hay una manera de acompañar la senectud para aumentar la cantidad de años que podemos vivir en buena salud, gracias al rigor científico de las terapias hormonales y nutricionales de la medicina anti-edad. Y aunque todos los médicos anti-edad podrán mostrarte una multitud de estudios para confirmar la seriedad de su disciplina, lo mejor es convencerse por sí mismo, y probar los tratamientos. Así fue como yo me inicié, siendo bien escéptico al principio.

El resultado ha sobrepasado mis expectativas, de ahí el proyecto de escribir este libro electrónico, para empezar para que tantos como sea posible puedan ahorrarse años de investigación, y además para mis amigos, que me piden consejos frecuentemente y a los que no puedo, desafortunadamente, explicar todo en cinco minutos.

Todo el mundo estará de acuerdo conmigo en que, entre pasar las últimas décadas de su vida encamado, con medicamentos para la tensión, para el colesterol, artrosis, con sesiones de láser para las cataratas, o tomando suplementos alimentarios, ajustando su estado hormonal, siguiendo una dieta paleo y haciendo deporte tres veces por semana, la segunda opción es, de lejos, la más esperanzadora en términos de calidad de vida para aquellos que se lo pueden permitir. Porque, de hecho, voy a confiarte un secreto: estar en línea, tener un cuerpo musculado y enérgico, tener un espíritu alerta requiere un enfoque global que ninguna pastilla, inyección, consulta de diez minutos en un médico general te aportará. Va a ser preciso atacar el problema por todos sus flancos (veremos más adelante que, a veces, está bien darse un descanso en la dieta, por ejemplo, los fines de semana, para preservar la vida social y disfrutar de un *refueling*).

Ese es el principio de la medicina anti-edad: activar el metabolismo a través de la nutrición, de los suplementos, del deporte, y ajustar el estado hormonal con hormonas idénticas a las humanas.

Un cambio alentador comenzó en Francia con editoriales especializadas en nutrición, como la de Thierry Souccar, y su página web de referencia www.lanutrition.fr. Jean Marc Dupuis y su carta de Santé Nature Innovation, apoyada por un equipo de médicos (Dr Hertoghe, Dr Rueff y otros) han permitido a un gran número de personas acceder a la información sobre los remedios más innovadores en materia de medicina alternativa.

La medicina anti-edad aún tiene la reputación de medicina reservada a los ricos, a las estrellas de Hollywood, que se pueden pagar inyecciones de hormona del crecimiento, tomar activadores de telomerasa, o beneficiarse de cuidados con células madre. Veremos que esta visión es muy reduccionista. Desde la perspectiva de quien ha probado la mayor parte de estos tratamientos, les explicaré más adelante cómo llegar a buenos resultados sin necesidad de una gran inversión.

PARTE 2

¿LOS SUPLEMENTOS ALIMENTARIOS SON PELIGROSOS?

Quién no ha ya escuchado esta afirmación por parte de su médico. Por supuesto, esto no comprende aquellos recetados por él mismo, disponibles en una farmacia, y que están lejos de ser impecables, como veremos.

La realidad que nadie puede rebatir es que los medicamentos son responsables de alrededor de 20.000 muertes cada año (10). Como señalan los profesores Even y Debré, la mayoría de los medicamentos son drogas que solo alivian los síntomas y nunca tratan la causa. Estos autores estiman que cerca del 40% de las especialidades tienen una eficacia débil o nula, y 22% de las cuales no tienen eficacia comprobada científicamente. Sin embargo, los accidentes imputables a la toma de suplementos alimentarios son insignificantes.

El fin de una medicina holística como la medicina anti-edad es, justamente, prevenir y limitar al máximo el uso de moléculas químicas, la mayoría no bio idénticas, cuyo contenido terapéutico es, algunas veces, dudoso.

El argumento que se utiliza frecuentemente es que una buena alimentación bastaría para cubrir todas nuestras necesidades cotidianas en materia de vitaminas, ácidos grasos y minerales. Esta visión es, a la vez errónea y obsoleta.

De hecho, hay una multitud de estudios que derriban esta premisa, por ejemplo, el de la sociedad Geigy, que pone el acento en una disminución significativa del valor nutricional de los alimentos en estos últimos años:

Minerales en mg y vitaminas por 100 g		1985	1996	1996 comparado con 1985	2002	2002 comparado con 1985
Brócoli	Calcio	103	33	– 68 %	28	– 73 %
	Ácido fólico	47	23	– 51 %	18	– 62 %
	Magnesio	26	22	– 15 %	11	– 58 %
Judías verdes	Calcio	56	34	– 39 %	22	– 61 %
	Ácido fólico	39	34	– 13 %	30	– 23 %
	Magnesio	26	22	– 15 %	18	– 31 %
Patatas	Calcio	14	4	– 71 %	3	– 79 %

	Magnesio	27	18	– 33 %	14	– 48 %
Zanahorias	Calcio	37	31	– 16 %	28	– 24 %
	Magnesio	21	9	– 57 %	6	– 71 %
Espinacas	Calcio	62	19	– 69 %	15	– 76 %
	Vitamina C	51	21	– 59 %	18	– 65 %
Manzanas	Vitamina C	5	1	– 80 %	2	– 60 %
Plátanos	Calcio	8	7	– 13 %	7	– 13 %
	Ácido fólico	23	3	– 87 %	5	– 78 %
	Magnesio	31	27	– 13 %	24	– 23 %

	Vitamina B6	330	27	– 92 %	18	– 95 %
Fresas	Calcio	21	18	– 14 %	12	– 43 %
	Vitamina C	60	13	– 78 %	8	– 87 %

Tabla 2: Valor nutricional de las frutas y verduras en 1985 – 1996 – 2002 – Geigy

Hoy hay un acuerdo científico en favor de la toma de suplementos alimenticios, incluso en el contexto de una alimentación de calidad.

Finalmente hay estudios epidemiológicos que apuntan a una carencia en, al menos, 4 nutrientes en los países industrializados en la mayoría de la población: vitamina D, magnesio, zinc y ácidos grasos omega 3.

Este caso es particularmente sorprendente: se estima que miles de muertes se podrían haber evitado con un simple aporte de vitamina D. Sin embargo, los aportes diarios que se aconsejan en Francia aún son ridículamente bajos (400 UI), lo que contradice todos los estudios.

LAS TERAPIAS HORMONALES SUSTITUTIVAS : ¿CHARLATANISMO ?

Aún existen, sobre todo en Francia, terapeutas que siguen utilizando métodos antediluvianos y obsoletos. De hecho, los médicos que están a la vanguardia ,como los doctores belgas Thierry Hertoghe y Stéphane Résimont , tienen aún que soportar las reticencias de sus colegas. Sin embargo, hay pocas moléculas que se puedan jactar de haber sido más estudiadas que las hormonas. Lo puedes verificar por ti mismo en la plataforma Pubmed : más de 250 000 estudios sobre los estrógenos, más de 120 000 estudios sobre la hormona del crecimiento, cerca de 100 000 sobre la testosterona o el estrógeno. La menos estudiada, la pregnenolona, cuenta, de todas maneras, con más de 7000 publicaciones. Las terapias hormonales sustitutivas, en la mujer como en el hombre, son lo que se conoce como *«evidence based medicine»* : una medicina basada en la evidencia.

O lo que es peor, los detractores de la medicina anti-edad harían mejor barriendo primero delante de su puerta. Por poner el ejemplo de una molécula química bastante conocida, el sildenafilo (Viagra), solo se ha realizado un estudio doble-ciego antes de que ser lanzada al mercado por Pfizer. Las estatinas no salieron mejor paradas. Su creador, Rory Collins, de la universidad de Oxford incluso reconoció recientemente haber cometido negligencia a la hora de examinar los efectos de estas moléculas en los pacientes con colesteromenia elevada (27).

En lo que concierne a los suplementos alimenticios, la postura de las autoridades no es muy clara. Ya veremos aquí con el asunto de las «creatinas » cómo la mala fe puede llevar a la desinformación al más alto nivel del Estado.

EL EJEMPLO DEL «CASO CREATINA » : CÓMO FRANCIA HIZO REIR AL MUNDO ENTERO

En la Polinesia, donde vivo desde hace una treintena de años, la regulación en vigor en lo que se refiere a los suplementos alimenticios es, a menudo, un calco de la regulación francesa, lo que no siempre es una buena idea, como veremos con el ejemplo de la creatina.

La historia completa de su prohibición se puede encontrar en el libro de Thierry Souccar «Salud, mentiras y propaganda» (en su versión original, « Santé, Mensonges et Propagande »), pero intentaré ofrecer aquí una síntesis.

La creatina es una substancia natural presente en la carne y utilizada por numerosos atletas para mejorar su rendimiento. Se vendía libremente en muchos países hasta que el 23 de enero de 2001, la prensa internacional lanza un anuncio de la AFFSA decretando su carácter cancerígeno. Y así, incluso si no figuraba en la lista de productos dopantes, las instituciones gubernamentales francesas decidieron ir en contra de la opinión del comité olímpico internacional y prohibirla. La cosa no era fácil, porque la creatina estaba circulando libremente en Europa, y un estado miembro no la podía prohibir a no ser que demostrase la peligrosidad del producto.

Esta opinión emitida por la AFFSA sorprendió a muchos expertos, entre ellos al profesor Jacques Poortmans, de la universidad de Bruselas, que publicó numerosos estudios sobre la creatina sin haber nunca evocado el supuesto riesgo de cáncer que conllevaba. Este dijo estar «anonadado» por las declaraciones de la AFFSA, publicadas por la agencia americana Reuters.

En realidad, la «prueba» de la AFFSA residía en una mala interpretación de un artículo del doctos Markus Wyss (Bâle, Suisse) titulado «Creatine and creatinine metabolism». Su autor decía estar «enormemente sorprendido» de las conclusiones de los expertos de la AFFSA, y añadía que no habían leído correctamente su texto. De hecho, la producción de AHA («Aminas Heterocíclicas Aromáticas») se puede formar cuando se cocina la carne que contiene la creatina, pero la formación de AHA en el cuerpo a partir de la ingestión directa de creatina nunca ha sido demostrada. Y de ser así, según Markus Wyss, la creatina sería un «agente con propiedades anticancerígenas».

Así, para llegar a las conclusiones de la AFFSA, sus «expertos» tuvieron que seleccionar un estudio aislado que mostraba la formación en vitro de AHA a 37°C, ignorando la gran cantidad de estudios que probaban lo contrario.

Como por casualidad, la opinión de la AFFSA cayó en el momento en que las sociedades que comercializaban la creativa, como la RCS, estaban presentando recursos ante los tribunales de apelación de Angers, y en el momento en que la sociedad INKO presenta un recurso contra el estado francés ante el tribunal de justicia europeo. Esta misma sociedad ha presentado una denuncia contra la ministra de salud en ese momento, Marie George Buffet, que había acusado a INKO de «incitación al dopaje ».

Hoy la creatina se vende en todas las farmacias y parafarmacias, y el caso puede hacer gracia, si no se reprodujese con otros suplementos como la taurina.

De hecho, la taurina se prohibió en la Polinesia durante algunos años, por culpa de los burócratas de la Dirección de la Salud, influidos probablemente por su presencia en algunas bebidas energéticas cuya inocuidad ha sido puesta en entredicho.

Sin embargo, este aminoácido antioxidante producido por el hígado en el cuerpo humano ha demostrado tener numerosos efectos positivos sobre la salud, sobre todo en el sistema nervioso y muscular, en una dosis de hasta 3 gramos al día.

Hoy sabemos que la taurina ayuda a fijar el magnesio en la célula (con la vitamina B6) y los mejores suplementos de magnesio del mercado la contienen.

Veremos más adelante que también lo utilizo en tanto que agente anti DHT - dihidritestosterona (junto con otro aminoácido, la lisina)- en el cuadro del protocolo de lucha contra la alopecia androgénica.

¿QUÉ SUPLEMENTOS Y DÓNDE ENCONTRARLOS?

Tienes dos opciones: empujar la puerta de la farmacia de su barrio o pedirlos por internet. La mayoría de los profesionales de la salud te desaconsejará formalmente la segunda solución, alegando que los productos vendidos por internet se escapan a los controles.

Entonces, ¿cuál es la mejor opción?

Para saber la respuesta a esta pregunta, los nutricionistas de la plataforma www.lanutrition.fr han seleccionado un panel de 38 complejos multivitamínicos comprados en farmacia y en internet, y han analizado su composición.

En el pódium encontramos las marcas vendidas exclusivamente en internet, como Supersmart, Nutriting, Cellinov. Los productos vendidos en farmacia sufren, en general, de una peor formulación, con agentes prooxidantes como el cobre o el hierro, de vitamina E sintética, desprovista de todos los isómeros de tocoferol, por no hablar de edulcorantes y conservantes.

Mi experiencia:

Una única marca no puede ser la mejor en todas las vitaminas y minerales. Fíjate siempre en la composición, sabiendo que los productos europeos tienen, en general, menos aportes en vitamina D por

una razón de legislación. En cuanto a los productos con Omega 3, fíjate en el contenido en ácidos grasos EPA/DHA, porque habría que consumir al menos 1 gramo al día, y asegúrate de que su contenido en metales pesados ha sido certificado por IFOS. A nivel personal, consumo frecuentemente una marca estadounidense de calidad farmacéutica, Jarrow.

En cuanto a las hormonas como las DHEA o la pregnenolona, las dosis de laboratorio que he podido efectuar siempre me han mostrado un buen contenido en el producto en cápsulas, por ejemplo, en las de primeras marcas como Vitacost. Lo importante para un buen seguimiento es continuar con las mismas marcas a lo largo de varios meses, y efectuar siempre los análisis en el mismo laboratorio.

Estos son los indispensables, aquellos cuya carencia es evidente en la mayoría de nosotros:

-Ácidos grasos omega 3 (aceite de pescado).

La ratio omega 3/omega 6 es muy desfavorable en la alimentación actual, debido a la carne y a los pescados de cría a base de cereales y a los alimentos procesados. Esto conlleva un estado inflamatorio crónico. Salvo si te tomas tres latas de sardinas por semana, este suplemento alimenticio es indispensable en el cuadro de un programa anti-edad. Tienes que saber, también, que hay una relación inversa entre el consumo de pescado y el riesgo de cáncer de mama. La reducción del riesgo es del orden del 30% en las mujeres que consumen más pescado.

- Magnesio

Carecemos frecuentemente del magnesio. El 25% de las mujeres y el 20% de los hombres sufren una carencia en magnesio (menos del 2/3 de los aportes nutricionales aconsejados). Como en el caso del zinc, este elemento es necesario para muchas centenas de reacciones enzimáticas (al menos, 600, según los investigadores). Se vende en muchos formatos, y no todas valen. Entre aquellas que tienen mayor biodisponibilidad se encuentran las formas citrato, bisglicinato y aspartato. La forma de cloruro es una de las más económicas de las que se venden en las farmacias, y si bien tiene una biodisponibilidad elevada, no se aconseja su uso. De hecho, los iones cloruros la convierten en acidificante para el organismo, y veremos más adelante la importancia de mantener un medio neutro o ligeramente alcalino. En cualquier caso, esta propiedad acidificante del cloruro de magnesio es, probablemente, lo que lo dota de eficacia para luchar contra ciertas infecciones bacterianas o incluso virales. Pero un organismo ácido a largo plazo aumenta las probabilidades de cáncer, como lo ha demostrado el premio Nobel Dr Otto Warburg desde los años 1930. Veremos más adelante cómo gestionar esto con el índice PRAL de los alimentos.

Además, ¡el cloruro de magnesio es laxante!

Los mejores formatos son en forma citrato o glicinato, relacionados con la vitamina B6 y la taurina, para una mejor absorción a nivel celular.

El magnesio es el elemento antiestrés por excelencia, ya que tiene un efecto calmante y miorrelajante que propicia su uso por la tarde o por la noche. Además, limita el incremento de cortisoles. Atención, algunos autores sostienen que puede afectar a la absorción de hormonas tiroideas: ésta es otra de las razones por las que se debería tomar al final de la jornada.

- Zinc

Es un catalizador de numerosas reacciones biológicas y su tasa puede descender bruscamente cuando se realizan esfuerzos intensos.

Su carencia aumenta con la edad. Se puede dosificar este elemento en el laboratorio. La próstata contiene una gran cantidad de zinc, y este elemento es fundamental para mantener esta glándula en buena salud. El zinc potencia el sistema inmunológico, impacta en la piel y el cabello. Juega un rol fundamental cuando se combina con la melatonina y el selenio durante el sueño para el mantenimiento de una buena salud inmunitaria (13). El famoso investigador Walter Pierpaoli, uno de mis maestros ha elaborado una melatonina en combinación con el zinc y el selenio, que permite su liberación sobre las 3h de la mañana si se consume entre las 22h y las 23h.

Ten cuidado, el exceso de zinc puede causar una deficiencia de cobre. No debe exceder los 50 mg por día en suplementos.

El «rubozinc », forma frecuentemente prescrita y disponible en farmacias, contiene gluten y lactosa.

- Vitamina D3 (colecalciferol):¿para quién ? ¿por qué? ¿Qué se puede esperar de ella?

La vitamina D no es una vitamina

En realidad, la vitamina D es una hormona esteroide, como la pregnenolona, la DHEA, el estrógeno, la progesterona, el cortisol o la testosterona. Esto significa que la vitamina D y el colesterol están vinculados. Un nivel de colesterol demasiado bajo tendrá un impacto en la síntesis de vitamina D como en la de otras hormonas esteroides.

No solo tiene la función de combatir el raquitismo, como muchos médicos continúan creyendo. La vitamina D es el cofactor indispensable de muchas reacciones en el organismo. Sin vitamina D, las hormonas tiroideas no pueden entrar en la célula. Sin vitamina D, el sistema inmunológico se deteriora y la incidencia de enfermedades como el cáncer aumenta drásticamente. Los adolescentes con deficiencia de vitamina D tienen menos ADN metilado que otros, y esto se traduce en un mayor riesgo de cáncer, aterosclerosis o enfermedades autoinmunes.

¿Cuáles son las recomendaciones?

¡Estamos al borde del escándalo sanitario! La gran mayoría de la población en Francia es deficiente en vitamina D, y las recomendaciones oficiales, que varían mucho entre países, son ridículamente bajas en Francia (400 UI: esta dosis no optimiza los niveles de vitamina D3 en sangre). La agencia europea los revisó al alza hasta los 600 UI en 2016. Dos años después, Francia finalmente se alineó con estas recomendaciones. Según el Instituto de Vigilancia Sanitaria, el 80% de los franceses están sufren deficiencias en vitamina D. De hecho, la latitud de nuestro país no permite una síntesis suficiente durante todo el año a nivel de la piel.

Esta deficiencia plantea un problema para los estándares de laboratorio, que son estándares estadísticos, como veremos más adelante. La vitamina D es hoy el suplemento más estudiado en la comunidad científica, y por una buena razón: su papel en el sistema inmunológico es tal que se estima que miles de vidas podrían salvarse simplemente con ajustar el consumo de vitamina D. Más que una vitamina es una prohormona que ha demostrado su función protectora contra el cáncer a partir de 50 ng / ml, y un papel importante también en la prevención de la osteoporosis (14). También surte efectos ante las enfermedades autoinmunes y puede regular la permeabilidad intestinal. Los hermanos Garland la hicieron famosa, demostrando que la incidencia del melanoma no está directamente relacionada con la exposición al sol, al contrario de lo que a menudo se escucha. Su estudio de las estadísticas de cáncer del ejército de EE. UU. mostró, contra todo pronóstico, que los militares más afectados por el melanoma no eran los marineros, que con frecuencia estaban expuestos al sol, sino los submarinistas, que no veían la luz natural durante semanas o incluso meses.

Este estudio demostró la importancia de la exposición regular al sol, adaptada a cada fenotipo de piel, para mantener un buen estado de vitamina D.

Según un metanálisis (Garland 2007, 2 estudios, sobre 1760 pacientes), la reducción del 50% en el riesgo de cáncer comienza desde los 52 ng / ml, lo que corresponde a un aporte de, al menos, 4000 UI, mucho más alto que lo que recomienda la Academia Nacional de Ciencias (2000 IU). Garland (2009) sugiere que 60,000 nuevos casos de cáncer podrían prevenirse si la tasa de vitamina D se ajustase para estar entre los 40 y los 50 ng / ml, es decir, aproximadamente 2000 UI por día. Recomiendo hacer una prueba de laboratorio y suplementar hasta alcanzar una tasa entre 60 y 80 ng / ml de sangre.

<u>A menos que seas un nadador o surfista profesional, la necesidad de tomar este suplemento también te afecta a ti.</u>

¿Qué ventajas tiene consumir el suplemento?

Ajustar su tasa sanguínea de vitamina D entre los 60 y los 80 ng/ml te permitirá disminuir su riesgo de:

√ sufrir un infarto, en un 50%

√ esclerosis múltiple, en un 80%

√ gripe, en un 83%

√ osteoporosis y fractura, en un 50%

√ diabetes de tipo 1, en un 73%

√ cáncer de mama y de próstata, en un 83%

√ cáncer de colon, en un 80%

√ leucemia, en un 50%

✓ cáncer de páncreas, de vejiga y de riñones, del 65 al 75 %

✓ asma, en un 63%

Para comenzar el consumo de suplementos, se puede comenzar con una dosis de 75 UI / kg de peso y ajustar de acuerdo con el resultado del laboratorio. Personalmente, aunque vivo en un país tropical (me expongo poco), tomo alrededor de 6000 UI por día. No hay toxicidad por debajo de 10,000 UI por día. Además, hay un mecanismo de regulación a nivel de la piel en función de la exposición al sol, ¡así que no se preocupe! No se recomiendan las dosis de caballo que los médicos suelen recetar, válidas durante varias semanas en forma de ampollas. Es mejor tomarla diariamente, de manera más consistente con la síntesis natural de vitamina D que nuestra piel genera por la exposición al sol. Zyma D es una opción asequible y disponible en farmacia, y su formulación en forma de gotas permite un ajuste exacto de la dosis (1 gota = 300 UI). Para limitar la osteoporosis, es recomendable combinarla con vitamina K2 MK7. Atención: las personas bajo tratamiento anticoagulante (AVK) no pueden consumir suplementos de vitamina D.

EL MODELO PALEOLÍTICO de Mark Sisson.

El deportista Mark Sisson popularizó en los años 80 lo que él llama el modelo paleolítico y publicó un éxito de ventas homónimo en su traducción al francés.

Más que una dieta, este modelo es una forma de vida, basada en alimentos no procesados, bajos en carbohidratos y el ejercicio y la práctica de deporte.

Científicamente reconocido hoy, este estilo de vida parece ser la manera más efectiva de preservar nuestras glándulas endocrinas y mantener la línea de forma sostenible. Parte de la razón de su éxito es que no necesitas contar calorías, ¡puedes comer hasta hartarte!

La dieta paleolítica se basa en el hecho de que el genoma humano ha evolucionado muy poco entre la era paleolítica y la actualidad. Sin embargo, la dieta cambió considerablemente después de la revolución industrial y la agricultura, en un período de tiempo demasiado corto como para permitir la adaptación de nuestros genes. Esta dieta es bastante similar a la dieta del Dr. Seignalet, quien fue el primero en destacar el vínculo entre la permeabilidad intestinal y las enfermedades autoinmunes.

Aquí están las 12 reglas básicas:

1- Elimina los productos procesados ricos en hidratos de carbono:

Para cuidar de tu salud y la de tus hijos, los cereales para el desayuno solo deberían encontrarse en un lugar: ¡en la basura! Estos son productos ultra procesados

(U.T.), extruidos, soplados, calentados a alta temperatura, con un índice glucémico estratosférico y todas las afirmaciones en el paquete son ridículas. Notarás que este tipo de producto tiene una estantería completa en su supermercado: es porque los márgenes en las ventas son enormes ya que fabricarlos cuesta muy poco.

Los refrescos, bollería, helados, charcutería y el pan son productos procesados que habría que eliminar o limitar de forma estricta.

Para habituar tu cuerpo a la falta de productos dulces, se necesitan al menos 3 semanas difíciles; pero vale la pena el esfuerzo. El consumo diario de azúcar nos lleva, a base de forzar el páncreas a producir insulina, a una disminución en la sensibilidad de los receptores a esta hormona, simplemente llamada ... ¡diabetes! (tipo 2) Y quien dice diabetes, dice envejecimiento prematuro ... y sus patologías concomitantes. ¡Recuerde que la medicina alopática no puede curar la diabetes!

Cuidado, los azúcares ocultos son legión en la dieta moderna. Es fácil encontrarlos consultando la tabla de índices glucémicos. Porque, de hecho, las nociones de azúcares "rápidos" y azúcares "lentos" llevan mucho tiempo desactualizadas, ¡incluso si las seguimos escuchando!

Todos los alimentos se clasifican de acuerdo con el índice glucémico, que mide la rapidez con la que un alimento puede elevar tu nivel de azúcar (glucosa) en la sangre. Cuanto más alto sea, más se limitará la comida. Más allá de 70, es un índice alto, por debajo de 55, son alimentos con bajo índice, cuyo consumo debe ser favorecido.

La cerveza, el pan blanco, el arroz blanco de baja calidad… todos tienen un alto índice glucémico, sin tener un sabor dulce. ¡De hecho, el índice glucémico de la barra de pan blanco es superior al índice de la sacarosa (azúcar blanco)!

2- Hay que comer grasas buenas

Hoy estamos presenciando el retorno de la grasa, largamente demonizada por la industria azucarera y sus grupos de presión. Siguiendo las recomendaciones erróneas del PNS (Programa Nacional de Nutrición y Salud), en las últimas décadas hemos venido asistiendo a una verdadera epidemia de obesidad.

Afortunadamente, ahora estamos en proceso de redescubrir los beneficios de las grasas en la dieta ketogénica para luchar contra el cáncer, y presenciamos la vuelta del aceite de coco, interesante por su contenido de ácido láurico y triglicéridos de cadena media.

Por contra, la falta de omega 3 no parece estar retrocediendo. Muy presente en la carne y el pescado salvaje, encontramos casi más en los productos ganaderos que consumimos todos los días. Recomiendo, si tienes la oportunidad, que consumas huevos de gallina criados con linaza, ricos en omega 3, aceite de colza y pequeños pescados grasos como las sardinas, por su bajo contenido en metales pesados.

La lista de beneficios de omega 3 es tan larga que podrías pensar que es un alimento milagroso. Es uno de los pilares de la dieta mediterránea. Al mejorar la comunicación entre las células en su membrana, facilita el aprendizaje. Las deficiencias en omega 3 causan trastornos de atención en los niños. Reducen la inflamación actuando sobre las citosinas y el TNF alfa y compitiendo con los medicamentos proinflamatorios omega 6. Facilitan la recuperación, reduce el dolor muscular después del ejercicio, el dolor articular y facilitan el crecimiento muscular. ¡Sin duda el dios griego Poseidón consumió mucho omega 3!

Disminuyen el nivel de triglicéridos y ayudan a normalizar el equilibrio lipídico. El investigador Michel de Lorgeril ha estudiado sus efectos como sustituto de las estatinas, un tratamiento costoso y controvertido debido a sus efectos secundarios y una relación riesgo-beneficio más que dudosa.

El omega 3 ayuda a prevenir el cáncer, incluidos los de mama, colon y próstata, y también es eficaz en el tratamiento de la artritis reumatoide y la espondilitis anquilosante.

3- ¡Come suficientes proteínas!

Con la edad, el cuerpo pierde masa muscular año a año. Esto se llama sarcopenia y comienza a los 30 años, a razón de 3 a 8% por año. El proceso se acelera cuando se llega a los 50 años y conduce, cuando es grave, a un aumento de la morbilidad y la mortalidad (11).

Ésta es una de las razones por las que necesitamos comer suficiente proteína de buena calidad, concentrando la ingesta en la primera parte del día. ¿Por qué limitar las proteínas por la noche? Porque ralentizan el funcionamiento de la glándula tiroides durante la noche y la transformación de la hormona T4 en T3 (la forma activa). ¡Y esto no es lo ideal para mantener la línea!

Macronutriente esencial, la ingesta recomendada no debe sobrepasar el 1 gr por kg de peso por día en la edad adulta, pero creo que debe aumentarse en el contexto de una actividad deportiva.

Sin embargo, ten cuidado: las proteínas son acidificantes para el cuerpo, su índice PRAL es desfavorable. Para alcalinizar el cuerpo, es necesario compensar la ingesta de proteínas con una buena cantidad de verduras y frutas, o incluso considerar el consumo de suplementos de potasio. De hecho, es la ingesta de potasio contenido en frutas y verduras lo que mantiene un ambiente alcalino. Consulte la tabla de alimentos PRAL.

¿Proteínas animales o vegetales?

Ambas fuentes son buenas. Cuando se trata de proteína en polvo, para el atleta de alto rendimiento, encontramos, junto con la proteína de suero tradicional, o el aislado de suero (proteína de suero sin lactosa), toda una gama de proteínas vegetales. Por desgracia, no todos tienen un aminograma tan interesante como la proteína de suero. Parece que la mejor dotada entre las proteínas vegetales es la proteína de cáñamo ... ¡si puedes tragarla!

4- Cocina los alimentos a temperaturas bajas

Aunque la dieta de alimentos crudos tiene sus seguidores, algunos autores piensan que la evolución del hombre se hizo gracias a la cocción de los alimentos, lo que hace que sus nutrientes sean más asimilables para el organismo.

Pero cocinar a altas temperaturas provoca la reacción de Maillard, como dije anteriormente. Esta glicación de proteínas libera sustancias tóxicas. Por eso no se recomienda la barbacoa.

Lo ideal es cocinar lentamente, al vapor. Personalmente, cocino mis huevos de desayuno con el fuego al mínimo, con aceite de oliva o coco.

5- ¡Verduras y frutas en cada comida!

Todo lo que no se puede encontrar en la naturaleza no es paleo. Así que tira tus patatas Dauphine[3] y redescubre el sabor de las verduras hervidas en agua con aceite de oliva... y todas las especias que quieras. Para las frutas, favorecemos a aquellos que no son muy dulces, como las bayas, las peras, los frutos secos, los olvidados en nuestros platos.

6- ¡Levanta pesas, corra de vez en cuando, camine descalzo!

Y sí, el movimiento es vida. Contrariamente a la creencia popular, la osteoartritis no es un desgaste de las articulaciones y empeora aún más rápido al no moverse.

Los beneficios de levantar pesas en la medicina antienvejecimiento están bien establecidos: combate eficazmente la sarcopenia y el síndrome metabólico. Por su propia naturaleza (trabajo no en serie, duración limitada), es una de las actividades deportivas que aumenta la hormona del crecimiento, que es crucial con la edad.

La sesión ideal no debe exceder una hora, más allá de la cual se activarían otras hormonas catabólicas mucho menos deseables: cortisol, catecolaminas ...

---

[3] Especialidad culinaria francesa hecha a base de puré de patata y masa choux.

Caminar descalzo ayuda al cuerpo a mantener el equilibrio. La propiocepción de la planta del pie con el suelo es total, la absorción de impactos también es ideal, a diferencia de caminar con zapatos, que alientan a caminar sobre los talones.

7- ¡Trabaja para merecerte sus carbohidratos!

De hecho, la ingesta de carbohidratos debe basarse en su actividad física. Los períodos sin actividad física no requieren una ingesta significativa de carbohidratos, de lo contrario, ¡el aumento de grasas está garantizado! Recuerda que son los carbohidratos los que engordan, no la grasa, como nos habían hecho creer las campañas de (des) información durante los últimos 40 años. Por supuesto, cuando se trata de carbohidratos, siempre serán los de frutas y alimentos ricos en almidón. En mi país, la batata y el taro son una fuente ideal, rica en nutrientes. En cualquier caso, si tienes alguna duda, consulta las tablas de índice glucémico, recordando que el sabor no es un buen indicador en esta área. De hecho, ¿quién hubiera pensado que los pasteles de arroz inflados, que abundan en las estanterías de alimentos orgánicos del supermercado, tienen un índice glucémico estratosférico, capaz de arruinar tu dieta?

8- ¡Haz pequeñas comidas, cada 3 horas...o no!

Además de las tres comidas clásicas, puedes tomar un refrigerio a media mañana y media tarde, y siempre si ha practicado deporte previamente. Por merienda no entiendo una barra de cereal rellena de azúcar y sin interés nutricional, sino una merienda de proteínas, almendras y fruta orgánica poco dulce. Al crear este hábito, tu estómago no crecerá demasiado y controlarás mejor tu secreción de insulina. Recuerde que cualquier pico de insulina causa, en las siguientes horas, una reacción de hipoglucemia. Esto explica el famoso "bajón" que se puede experimentar después de una comida demasiado copiosa. Además, al comer poco y con frecuencia, aportará nutrientes al cuerpo constantemente. Pero si no tiene hambre, ¡no coma porque sea hora de comer! Todos descendemos de cazadores-recolectores ... ¡que no comían tres veces al día a una hora fija! Nuestro cuerpo no está hecho para eso, a menos que queramos sentirnos hincharnos permanentemente.

9- ¡Utiliza un plato pequeño!

Esta recomendación puede parecer exagerada. Sin embargo, los estudios son claros al respecto: a lo largo de los años, el tamaño de nuestros platos ha aumentado y el de nuestras porciones también. Se ha demostrado que, al usar un plato pequeño, tenemos tendencia a consumir menos.

10- Examina todo lo que has engullido y hazte la gran pregunta

¿Cuál es esta pregunta, me dirás? Aquí está:
¿Qué me aportará esta comida?
Quiero decir, ¿cuál es su interés nutricional? ¿Contiene vitaminas, minerales, proteínas, fibra y grasas buenas?

De esta manera, comprenderás rápidamente que el arroz blanco no te aportará gran cosa, en comparación con la quinua o la batata. Y comprenderás mejor por qué los productos procesados no son buenos para tu organismo.

ENFOCARTE EN ALIMENTOS CON ALTO VALOR NUTRICIONAL, ES EL SECRETO PARA TENER Y MANTENER UN CUERPO DELGADO Y MUSCULADO A CUALQUIER EDAD.

11- ¡Toma probióticos!

Sí, los últimos estudios muestran que la flora intestinal de las personas que padecen obesidad es diferente de la de los atletas delgados y atléticos. Eres tú quien puede cambiar esta flora de acuerdo con tu dieta. Para ello, recomiendo, entre otros, levadura de cerveza y chucrut crudo por su alto contenido en microorganismos.

12- ¡Mastica más!

Comer comida blanda te hace engordar, y la dieta moderna es cada vez más premasticada. Huye del puré de patatas, de los jugos de frutas, de las carnes picadas ... La masticación permite la producción de saliva, cuyo papel alcalinizante y protector en el esófago evita el reflujo gastroesofágico. Además, este paso de masticación esencial permite un mejor manejo del apetito y la saciedad, dos estados fisiológicos controlados por dos hormonas, la ghrelina y la leptina. Una razón más para comer Paleo, comer la comida menos procesada posible.

LA TABLA DE LOS ÍNDICES GLUCÉMICOS:

IG elevado (>70)	IG moderado (entre 56 y 69)	IG bajo (< 55)
Frutas		
Dátiles 103	Albaricoques frescos 57 Melón 67 Cerezas 63 Papaya 56 Plátano maduro 65 Higos secos 61 Uvas pasas 64 Piña 59 Albaricoque en almíbar 64 Melocotón en almíbar 58	Manzana fresca 38 Albaricoques secos 30 Pomelo 25 Uva 53 Plátano poco maduro 52 Kiwi 53 Pera 38 Naranja 42 Zumo de manzana sin azúcar añadido 44 Zumo de pomelo sin azúcar añadido 48 Zumo de naranja con pulpa 50 Zumo de tomate 38
Frutos oleaginosos		
		Nueces de pecán 10 Anacardos salados 22

		Cacahuetes tostados salados 14
Verduras		
		Todas las verduras tienen un IG bajo o muy bajo (<15) Zanahorias crudas 16 Zanahorias cocidas 47
Legumbres		
		Lentejas verdes secas cocinadas con agua 48 Lentejas coral 26 Lentejas en conserva 48 Garbanzos secos cocinados con agua 28 Guisantes 41
Soja y productos derivados		
		Leche de soja enriquecida con calcio 36 Yogurt de leche de soja con frutas 50 Tofu (no contiene hidratos de carbono)

Patatas		
Patatas cocinadas al horno 95 Puré de patata instantáneo 83 Patatas peladas hervidas 78 Patatas nuevas hervidas con piel 78 Patatas fritas 82	Patatas al vapor con piel 65	Patata dulce cocinada 46 Chips 54
Cereales y productos derivados		
Barra de pan blanco 95 Barra de pan (60 g) con crema de untar de chocolate (20g) 72 Pan de miga blanco 70 Pan de miga completo 71 Bizcocho 68 Gofres 76 Barquette de albaricoque LU 71 Corn Flakes Kellogg's 77 Corn pops Kellogg's 80 Cereales Krispies	Barra de pan con cereales 65 Barra de pan blanco (60 g) con mantequilla (10 g) y mermelada de frambuesa (20g) 62 Croissant 67 Bizchoco Príncipe, BN 56 Gachas de avena 59 Spécial K Kellogg's 56 Arroz blanco cocinado con agua 64 Arroz basmati 58 Gnocchi 68	Pan integral 49 Pumpernickel (pan negro alemán) 50 Galletita petit beurre 50 LU P'tit déjeuner choc 42 All-Bran Kellogg's 34 Muesli natural 49 Macarrones 47 Fideos chinos 35 Espaguetis cocinados por 10-15 min 44 Blé ebly cuisson 10 min 50 Arroz integral 50 Pizza suprema del

Kellogg's 82 Smacks kellogg's 71 Copos de avena instantáneos 82 Galletas de arroz inflado 85 Arroz de cocción rápida 87	Polenta 68	Pizza Hut 36
Refrescos y bebidas		
	Coca-Cola 63 Fanta de naranja 68 Cerveza 66	
Dulces, golosinas, snacks		
Glucosa 100 Confiterías 78	Azúcar blanco (sacarosa) 68 Barra de chocolate Mars 68 Chocolate con leche 64 Miel comercial 62 Mermelada 66	Fructosa 10 Snickers 41 Twix 44 M&M's 33 Sirope de arce 54 Mermelada de albaricoque con contenido bajo en azúcar 55 Nutella 33
Productos lácteos		
	Leche concentrada con azúcar 61	Yogurt con frutas bajo en materia grasa 26 Leche entera 27 Leche

		semidesnatada 30 Helados 47
Carnes, huevos, productos del mar		
Estos alimentos casi no contienen o no contienen hidratos de carbono		

EL INDICE PRAL DE 80 ALIMENTOS:

La lectura es simple: por encima de 0, la comida es acidificante. Es el caso de las proteínas, los productos lácteos y los cereales en general. Por debajo de 0, la comida es alcalinizante.

Alimento	Pral (mEq/100 g)
Pescado	
Filete de bacalao	9.9
Abadejo	10.6
Arenque ahumado	12.4
Trucha	13.5

Carne	
Carne de vaca	11.3
Pollo asado con piel	14.6
Salchicha de Frankfurt	9.8
Carne de cerdo	13.3
Salami	7.7
Pavo asado con piel	15.6
Escalope de ternera	18.7
Productos de cereales	
Pan integral	6.1
Pan blanco	4.2
Corn flakes	2.8

Pasta al huevo	6.4
Gachas de avena con agua	1.7
Arroz completo	2.2
Arroz blanco	1.6
Harina blanca	9.1
Harina integral	10.2
Productos lácteos	
Queso Camembert	13
Queso Cheddar	26.4
Queso Gouda	20
Helado de vainilla	0.5
Leche entera	0.1

Queso Parmesano	27.8
Yogurt con frutas	- 0.4
Huevos	
Huevos de gallina	7.2
Frutas	
Manzana con piel	- 1.9
Albaricoque	-4.3
Plátano	-6.9
Grosella negra	-5.2
Cereza	-3
Kiwi	-5.6

Naranja	-3
Melocotón	-3.1
Pera	-2.1
Piña	-2.3
Uva	-6.1
Fresa	-2.5
Sandía	-2
Avellanas sin pelar	-2.4
Nueces	5.6
Verduras	
Espárragos	-0.4
Brócoli	-3.6

Zanahoria cruda	-5.7
Coliflor cruda	-4.4
Apio crudo	-5.5
Pepino	-2.4
Berenjena	-2
Puerro cocinado	-1.6
Lechuga	-2.2
Champiñón	-3.6
Cebolla cruda	-2
Patata	-5.2
Rábano	-4.4
Espinacas	-10.3

Tomate	-5.3
Calabacín	-4.3
Legumbres	
Judías verdes	-2.8
Lentejas	2.1
Guisantes en conserva	1.4
Bebidas	
Cerveza lager	-0.1
Coca-Cola	0.3
Chocolate caliente	-0.4
Café expreso	-4.2
Vino tinto	-2.2

Té	-0.8
Vino blanco seco	-1.2
Zumo de limón	-2.4
Zumo de manzana	-2
Zumo de naranja	-2.9
Zumo de uva	-1.9
Zumo de tomate	-4.1
Productos con azúcar	
Chocolate con leche	0.7
Miel	-0.9
Pastelito de frutas	1.2

Mermelada de albaricoque	-1.5
Azúcar blanco	0

Fuente: lanutrition.fr

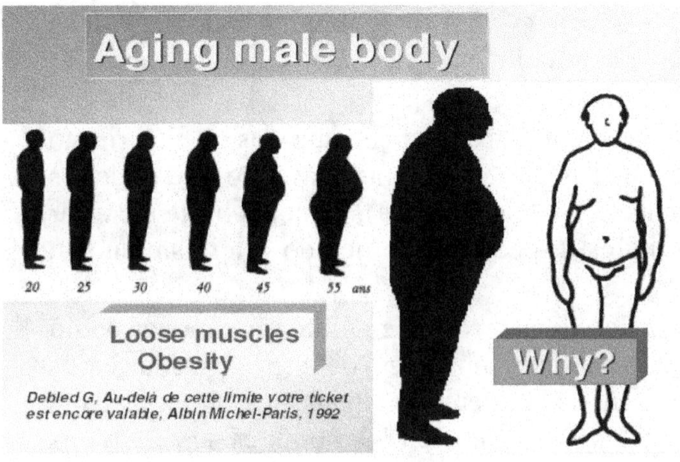

EL SÍNDROME METABÓLICO O «SÍNDROME X»

El síndrome metabólico o síndrome X se define por una disminución progresiva de la sensibilidad a la insulina, un aumento en la relación caderas/pecho, un deterioro de los parámetros lipídicos, a veces acompañado de hipertensión. Estos signos, que uno podría asociar con jovialidad y salud en aquel que los logra, ocultan una realidad mucho más oscura. De hecho, el riesgo cardiovascular y el riesgo de accidente cerebrovascular aumentan. Más precisamente, el riesgo cardiovascular se multiplica por tres.

En los hombres, es la barriga la que avanza, en parte por la caída lenta e inexorable de los niveles de hormonas sexuales. Además del tejido adiposo, no es raro ver ginecomastia, relacionada con la existencia de niveles elevados de estrógenos.

En términos más prosaicos, esto es lo que yo llamo el «síndrome de la garza», porque viene acompañado habitualmente de una pérdida muscular evidente en los muslos.

En las mujeres menopáusicas, el riesgo cardiovascular, hasta ese momento más bajo que el de los hombres (antes de la menopausia), aumenta hasta alcanzar niveles similares, especialmente debido a la disminución del estrógeno.

Además, no es raro ver en el hombre mayor de 45 años, si es regordete, una tasa de estrógenos a veces mayor que en la mujer menopáusica. Más adelante veremos que los estrógenos en los hombres son cada vez más acusados en la hiperplasia prostática benigna.

El cuerpo visto desde el frente comienza a tomar forma de pera y ya comienzan a aparecer muchos signos físicos del envejecimiento: el esfuerzo genera fatiga rápidamente, la cabeza empieza a fallar, la cara se pone más pálida, el cabello pierde volumen o cae al acelerarse la degradación de testosterona a deshidrostestosterona (DHT) bajo la acción de la enzima 5 alfa reductasa. La estatura también disminuye, debido a la descalcificación ósea y al déficit de la hormona del crecimiento, en combinación con la disminución de la testosterona. Si no se toman medidas a nivel dietético y / o hormonal, viene la osteoporosis, el balance lipídico continúa deteriorándose y el envejecimiento se acelera.

¡HAZ LA COMPRA!

¡Ha llegado el momento de cambiar el contenido de tu despensa!

Cuidado, no pienses que podrás cambiar tu dieta de la noche a la mañana. Utiliza, mejor, el método japonés de los "pequeños pasos".

Por mi parte, durante los primeros meses, solo cambié mi desayuno, ¡y ya es un gran paso!

Solía desayunar cereales muy azucarados, con leche. No tomaba fruta, a veces caía algún café, y a menudo tomaba tostadas con mermelada y zumo. Como ya habrás entendido, este tipo de desayuno (llamado "continental" en hoteles) es nefasto para nuestros propósitos. No aporta ningún elemento nutricional interesante, ningún antioxidante, pero sí azúcar y más azúcar. Esto me costó un inicio del síndrome metabólico a los 45 años, con un ligero aumento de los triglicéridos. Y, sin embargo, pensé que estaba a salvo de cualquier degradación del balance lipídico, ya que mis tasas iniciales, en la adolescencia, eran bastante bajas.

Triglicéridos altos = azúcar, me había dicho mi médico, pero aún no había descubierto cómo detectar los azúcares ocultos, e ignoraba el concepto de índice glucémico.

De todas maneras, al sentir que mi salud se iba deteriorando (sentía muchos dolores en las articulaciones, sobre todo), decidí cambiar mi desayuno, cuya receta ya no ha variado desde entonces. Es ésta:

- 2 a 3 huevos (orgánicos, si es posible) fritos, o en tortilla, cocinados lentamente con aceite de coco o de oliva, y con mucha cúrcuma o pimienta.

- Copos de trigo sarraceno hervidos con agua y acompañados con leche de almendras y, a menudo, una cucharadita de miel de producción local.

- Un té verde.

- Una fruta sin demasiado azúcar (no un plátano).

- Suplementos vitamínicos, ácidos grasos, hormonas orgánicas idénticas. (Ver más adelante)

Como puedes comprobar, el pan y la leche de vaca no están incluidos en este desayuno. ¡Tampoco hay zumo de frutas, sino un gran vaso de agua para tragar los suplementos!

La problemática de la leche:

- **El organismo no siempre digiere bien la lactosa de la leche, ni su proteína, la caseína.**
- **La leche aumenta la permeabilidad intestinal (así como el gluten, las patatas...) y a la larga, puede tener relación con las enfermedades autoinmunes.**
- **La leche contiene hormonas y factores de crecimiento que tienen como objetivo engordar al ternero. En humanos, parece que simplemente hace crecer la próstata, como dijo, con humor, el profesor Joyeux.**

- **La leche es un alimento clasificado como «humidificador » por la medicina china, que no lo recomienda.**
- **La leche no es la mejor fuente de calcio. Los escandinavos, que la consumen mucho, sufren muchas más fracturas que los asiáticos, que no la consumen (12).**

El pan es un producto procesado que no tiene cabida en una dieta paleo. Peor aún, el pan o el pan blanco son bombas de insulina que pueden arruinar en poco tiempo sus esfuerzos por controlar su peso. Finalmente, el trigo moderno es un O.G.M. tóxico al que se le ha duplicado el número de cromosomas (en comparación con el trigo ancestral) para que produzca el máximo gluten, esta proteína sin interés nutricional que influye en la permeabilidad intestinal, convirtiendo su tracto digestivo en un colador. De esta manera, el intestino permite que pasen moléculas que debería bloquear en su estado normal, lo que produce anticuerpos en la sangre, que pueden adherirse a algunos de sus órganos y destruirlos poco a poco (14). Siempre he comido mucha pasta y pan hasta los 45 años, y la ciencia me enseñó, más adelante, los orígenes probables de mi tiroiditis de Hashimoto, una enfermedad autoinmune, que me descubrieron a los 32 años ... al mismo tiempo que mis dos melanomas. Más adelante veremos que puede haber un vínculo entre estas dos patologías.

Pero volvamos a nuestro asunto: ¿qué comprar ?

Aquí puedes encontrar una lista que puede adaptar al país en el que vive. Siempre debemos priorizar los circuitos cortos: evita los alimentos que vienen de orígenes lejanos, cuya huella de carbono es catastrófica y cuyo aporte de vitaminas es más escaso debido al transporte.

Las proteínas:

Turnedós de ternera
Pechuga de pollo
Taco de salmón
Huevos, orgánicos si es posible, de gallinas alimentadas con semillas de lino
Peces pequeños (sardina, caballa)
Para los habitantes de países tropicales: peces laguna (sin ciguatera)
Limite la ingesta de peces pelágicos debido a la acumulación en su organismo de metales pesados

Los glúcidos:

Arroz basmati (índice glucémico moderado)
Batata
Quinua
Lentejas
Harina de trigo sarraceno y de coco
Copos de avena y de trigo sarraceno

Las grasas:
Todos los frutos secos: almendras, nueces, avellanas ... La nuez de Brasil también es interesante por su contenido en selenio

Aceite de coco, leche de coco

Aguacate

Aceite de oliva virgen prensado en frío. Evite fuentes dudosas como la "mezcla de aceites de la Unión Europea".

Frutas y verduras

La elección es amplia: zanahorias, calabacines, berenjenas, brócoli, espinacas, cebollas blancas, ajo, plátanos (no demasiado maduros), frutas rojas congeladas o frescas, limones, kiwis, peras, papayas, mangos ... Toma frutas de temporada y de cultivo local. Las frutas que más se tratan con pesticidas son las manzanas (¡existen, aproximadamente, quince tratamientos para esta fruta!) y las uvas.

Alimentos varios y especias:

Té verde orgánico rico en epigalocatequinas (antioxidante) en hojas, bolsitas o polvo de tipo Macha o Sencha para los aficionados.

Las especias son alcalinizantes, antiinflamatorias en algunos casos (como la cúrcuma, el jengibre y el clavo), hipoglucemiantes en otros (como la canela Ceilán): ¡No te cortes!

EL RÉGIMEN HORMONAL

La comida influye en las glándulas endocrinas mucho más de lo que se cree. Esta realidad se ha aceptado desde hace mucho tiempo para la insulina, pero también vale para otras hormonas.

Sin embargo, vamos a ver algunas reglas simples que puede aplicar para mantener la línea. El Dr. Thierry Hertoghe, especialista mundial en medicina antienvejecimiento, ha escrito un libro desarrollándolas, "El régimen hormonal".

En resumen, hay que saber que la dieta de cazadores-recolectores, o Paleolítica, es la que nos permite preservar la mayoría de las glándulas endocrinas.

Por el contrario, las deficiencias hormonales pueden revelarse cuando se examina cómo está comiendo el paciente. Por ejemplo, una persona con hipotiroidismo estará cansada por la mañana cuando se despierta, y usará café para compensar esta falta. La cafeína a su vez estimulará las glándulas suprarrenales, que, a la larga, terminarán por agotarse. Por lo tanto, la deficiencia de cortisol y DHEA no es infrecuente en pacientes con hipotiroidismo mal tratado.

Entonces, ¿qué puedes comer para estimular tu tiroide?

¡Frutas y más frutas!

Hace unos años, estaba comiendo tanta fruta (principalmente mangos) que tuve hipertiroidismo y tuve que reducir mi consumo de tiroxina. Obviamente, este consumo irrazonable no se aconseja a largo plazo. Pero es bueno saber que puedes despertar a una tiroides perezosa con una dieta adecuada.

¿Y para la hormona del crecimiento?

¡Para de tomar azúcar después de las 5pm!

Toma 2 gramos de glutamina al acostarte o un secretagogo MK677 (solo para adultos).

De hecho, existe una relación antinómica entre la insulina y la hormona del crecimiento (HGH), y cualquier consumo tardío de azúcar ralentiza su secreción.

Evita también la cafeína y aumenta tu consumo de proteínas durante el día.

¿Cómo limitar el estrógeno en hombres de edad avanzada?

Los estrógenos, conocidos como hormonas sexuales "femeninas", son un grupo de tres hormonas (estrona (E1), estradiol (E2) y estriol (E3)) que desempeñan un papel vital tanto en mujeres como en hombres a nivel cardiovascular y a nivel óseo. En la menopausia, el riesgo de accidente cerebrovascular en las mujeres es similar al de los hombres, debido a la disminución del estrógeno. No es raro que los hombres con sobrepeso tengan niveles de estrógeno más altos que las mujeres menopáusicas de la misma edad. Además del problema de la ginecomastia, el exceso de estrógenos en humanos parece ser la causa (aún no está científicamente comprobado) de la génesis del cáncer de próstata, que luego aumenta bajo la influencia de la dihidrotestosterona (DHT).

Evita el alcohol, el azúcar, el café y los embutidos que activan la aromatasa, la enzima que descompone la testosterona en estrógeno. También veremos que esta conversión tiene lugar en el tejido adiposo, y que limitar el sobrepeso permite controlar mejor sus estrógenos. También se evitará la soya, cuyas isoflavonas son fitoestrógenos. Sin embargo, estos pueden ser útiles para las mujeres posmenopáusicas que no toman terapia hormonal, porque permite limitar los síntomas desagradables de la menopausia.

¿Qué podemos comer por la noche para mantener la línea?

Las comidas por la noche deben ser escasas en proteínas, ya que éstas ralentizan la conversión de la hormona tiroidea T4 en T3 (la forma activa). Por otro lado, veremos más adelante que la melatonina, tomada antes de acostarse, favorece esta conversión, así como la secreción de todas las hormonas, excepto el cortisol, que la disminuye.

LA RESTRICCIÓN CALORÍCA Y LA LONGEVIDAD

Todos los estudios en animales han demostrado la acción de la restricción calórica sobre la longevidad. ¡En el portal de Medline, hay casi 3000 estudios sobre el tema!

El ayuno intermitente produce efectos similares y también disfruta de un éxito creciente entre los atletas.

Todas estas técnicas solo deben probarse bajo supervisión médica.

En realidad, el modelo paleolítico también permite el ayuno, como se observa a veces en las tribus de cazadores-recolectores.

Ciertos suplementos, incluido el **resveratrol**, un polifenol de la familia de los stilbenos sintetizados por las plantas, pueden imitar la restricción calórica a nivel biológico. Protege en particular contra la disminución en el número de mitocondrias hepáticas provocada por una dieta alta en calorías.

La **metformina**, conocida por el tratamiento de la diabetes, lleva a un marcado aumento de la longevidad en los animales (15). Su uso "sin autorización legal" con fines antienvejecimiento requiere más estudio.

Existe una sustancia natural, la **berberina**, cuyas propiedades hipoglucémicas son al menos iguales o incluso mayores que las de la metformina. Por desgracia, no conozco ningún estudio sobre berberina y longevidad. Es lamentable que los endocrinólogos no recomienden regularmente la berberina. Pero los médicos calificados en medicina funcional y nutricional, que abundan cada vez más en Francia, aconsejan este suplemento.

¿EL SECRETO ESTÁ EN LA MITOCONDRIA?

Cada vez más investigadores creen que la clave para la longevidad radica en las mitocondrias, la "central eléctrica" de la célula. De hecho, los últimos estudios sobre el tema han hecho bastante ruido en la comunidad científica, incluidos los de NAD +. La Nicotinamida Adenina Dinucleotide (o NAD) es un cofactor indispensable presente en todas las células de nuestro cuerpo. Este producto natural, y por lo tanto teóricamente no patentable, es un derivado de la vitamina B3 o niacina. El envejecimiento viene acompañado de una disminución de la NAD, de ahí la idea de los investigadores de probar su suplementación en animales. Los resultados, aunque muy alentadores, no se pueden extrapolar a los humanos y requieren un estudio más profundo. Desafortunadamente, NAD es producido y fabricado por la compañía NIAGEN, que ha logrado patentar esta molécula, aunque es natural, y la venden muy cara.

Una buena alternativa es la suplementación con **niacinamida**, que tiene un precio más moderado. Varios estudios han demostrado sus efectos beneficiosos sobre la piel, incluida una reducción de alrededor del 30% en el riesgo de carcinoma de células basales, el cáncer de piel más común en las personas mayores (16). La dosis utilizada para este propósito es de 1 gr por día. Personalmente, la niacinamida me ha permitido reducir e incluso detener virtualmente el nuevo inicio del carcinoma de células basales, en un momento de mi vida cuando la condición de mi piel comenzaba a ser muy preocupante. Pero como veremos más adelante, las hormonas también hacen mucho por el tejido cutáneo, incluidas las hormonas tiroideas, cuya optimización de mi tratamiento (adición de T3 a la T4 ya prescrita) indudablemente ha influido favorablemente en la resolución de mis problemas de piel. Para ser claros, dejé de tomar suplementos de niacinamida durante dos meses y desafortunadamente vi el resurgimiento de un carcinoma de células basales en la frente. Así que empecé a tomar niacinamida a una dosis de 500 mg, mañana y tarde. En algunas personas, la niacinamida puede causar un "rubor", un sofoco incómodo, pero hay formas "libres de rubor" en el comercio.

La **coenzima Q10** también juega un papel clave en las mitocondrias. El cuerpo la sintetiza cada vez menos con la edad y su suplementación ha demostrado un efecto protector en las enfermedades cardiovasculares. **Debería ser tomada de forma sistemática por todos los que toman estatinas;** estas moléculas anti-colesterol muy controvertidas y reducen la tasa de coenzima Q10. Su forma reducida, el **ubiquinol**, aunque es más cara, tiene una biodisponibilidad mucho más alta y debería preferirse a la coenzima Q10. ¡Todos los médicos antienvejecimiento la toman! (ver más adelante los programas de los médicos antienvejecimiento).

PARTE 3

LAS HORMONAS: UNA ORQUESTA SINFÓNICA

El investigador italiano Walter Pierpaoli, experto en la glándula pineal y la melatonina, escribió que las hormonas se comportan en nuestros cuerpos como las orquestas sinfónicas. La imagen es hermosa y reproduce las interacciones que existen entre las hormonas. A menudo, el tratamiento con una sola hormona dará resultados decepcionantes, o incluso mostrará efectos secundarios, como suele ser el caso, por ejemplo, cuando administramos cortisol, o peor aún, cortisona sintética, sin agregar DHEA, que compensa los efectos catabólicos del cortisol. Del mismo modo, los médicos antienvejecimiento rara vez recetan en mujeres únicamente DHEA, sin tomar la precaución de agregar hormonas sexuales femeninas que limiten el efecto potencialmente virilizante de la DHEA. Es importante conocer todas estas interacciones. Incluso la melatonina, que es bastante inofensiva, actúa de manera favorable en todas las otras hormonas, excepto en el cortisol, al que hace disminuir. La DHEA y la hormona del crecimiento también reducen el cortisol. Esto debe tenerse en cuenta en pacientes que están "al límite" del cortisol, ya que necesitarían ajustar su dosis de cortisol antes de tomar HGH. La pregnenolona, como precursor, aumentará naturalmente los niveles de DHEA, que deberán ajustarse a la baja si se prescribe esta hormona. Los efectos anti estrógenos de la progesterona son conocidos, pero sus propiedades anti DHT lo son menos (dihidrotestosterona).

Hay docenas de hormonas en el cuerpo humano, cuarenta de las cuales son importantes. Afortunadamente,

¡no es necesario que te tomes una de cada! El objetivo de la medicina antienvejecimiento es detectar las deficiencias en las hormonas principales y optimizar su tasa mediante un suplemento. **Una fracción de la cantidad sintetizada del suplemento debe permanecer en el organismo, ésta es la primera condición.** Así es como la glándula se alivia, el cuerpo funciona mejor y la retroalimentación negativa a nivel del eje hipotalámico hipofisario se limita.

La segunda condición es usar biohormonas idénticas y no moléculas sintéticas. Esto es esencial porque las moléculas sintéticas, cuya fórmula difiere de las biohormonas, son, a menudo, más efectivas, pero el cuerpo no las reconoce y los efectos secundarios son frecuentes y a menudo más graves.

Es por esta razón que la TRH (terapia de reemplazo hormonal para la menopausia) ha sido sometida a mucha presión en los últimos años, porque las hormonas prescritas no eran bioidénticas. Por ejemplo, se ha prescrito estrógeno extraído de la orina de yegua o medroxiprogesterona, una forma sintética tóxica de progesterona natural. Esto culminó hace 15 años en un estudio cuyos resultados presentaron el lado potencialmente cancerígeno de la TRH en mujeres menopáusicas. Desde entonces, los estudios más recientes, basados en el uso de estrógenos bio-equivalentes y progesterona, han dado resultados favorables sobre la salud cardiovascular y la prevención de la osteoporosis; tanto, que algunos escritores hablan hoy de "generación sacrificada" por las mujeres que han pasado de este tratamiento.

LAS HORMONAS TIROIDEAS, DIRECTORES DE ORQUESTA

El control de nuestro metabolismo basal lo ejercen esencialmente nuestras hormonas tiroideas. La deficiencia de hormona tiroidea aumenta con la edad, tanto en hombres como en mujeres, incluso en ausencia de patologías autoinmunes como Hashimoto o Basedow. Desafortunadamente, los análisis de sangre de laboratorio a menudo son malos marcadores de hipotiroidismo benigno crónico. De hecho, dan una imagen hormonal a momento M, que puede ocultar una deficiencia que solo la dosis de hormonas tiroideas en la orina de 24 horas puede reflejar (17).

Por otro lado, está el problema de los estándares de laboratorio de TSH (a menudo el único marcador utilizado).

Según la enciclopedia médica "Medicina de la salud", los valores normales de TSH están entre 0,15 y 5,0 mUI / l.

¡Sí, leíste bien! ¡Hay un factor de 30 entre los dos valores!

Esto significa que ambos pacientes, tanto el que tiene un nivel de TSH de 0.15 y el que tiene un resultado de 5.0 regresarán a casa en las mismas circunstancias, mientras que el segundo paciente tiene 30 veces más TSH que el primero. Es como decir que la temperatura para hornear un pastel debe estar entre 30 ° C y 900 ° C, o que el peso de una persona normal está entre 30 y 400 kg ...

Sin embargo, ésta sigue siendo la realidad en 2018.

Los tratamientos hormonales no son adecuados para los protocolos de tratamiento en masa que aplica la medicina oficial, y la tiroides es probablemente el ejemplo más delicado. Las últimas recomendaciones de la Alta Autoridad de la Salud francesa (HAS) continúan considerando la TSH como un indicador fiable y la T4, la hormona inactiva, como el tratamiento preferido para el hipotiroidismo. El principal problema es que se ignora el papel fundamental que ejercen los cofactores, como el cortisol, la vitamina D o el selenio, sin los cuales hasta el tratamiento más adecuado no tendría resultados. Finalmente, no podemos insistir lo suficiente en un buen examen clínico, fundamental en el tratamiento de la tiroides.

De hecho, para todo lo relacionado al TSH, cualquier resultado fuera del rango 0.5 - 2.5 mIU / l es sospechoso, estando el promedio nacional en los 1.5 mIU / l. (19)

Actualmente hay un debate sobre los valores "saludables" de la TSH. Pero este debate es de poca importancia para mí, ya que la TSH es un indicador poco robusto de hipotiroidismo. De hecho, la medición de la TSH en la sangre da una "foto", en el momento M del análisis de sangre, de la función tiroidea, o más exactamente de la "retroalimentación" hipotálamo-hipofisaria, cuando la TSH se genera, fundamentalmente, como resultado de una deficiencia de T4. Este valor de TSH varía según el día. Además, aunque no se prescribe con frecuencia, un análisis de las hormonas T3 y T4 en orina de 24 horas dará un reflejo mucho más fiable de la función tiroidea. Desafortunadamente, estos ensayos no se realizan de manera rutinaria en todos los laboratorios, sino que se subcontratan a un laboratorio especializado.

No podemos enfatizar lo suficiente en este punto: lo que importa es la consulta clínica. Los síntomas son numerosos y deben servir para alertarnos. Aquí están los principales:

•Tengo problemas para levantarme por la mañana.

• Tengo frío todo el tiempo, especialmente en las extremidades.

• Tengo la piel seca.

• Engordo fácilmente.

• Por la mañana tengo la cara hinchada.

• Siento que estoy viviendo a cámara lenta.

• A menudo estoy estreñido.

• Me siento mejor al final del día, especialmente cuando me muevo.

• Tengo calvas en el tercio externo de las cejas (signo de Hertoghe).

• Las plantas de mis pies son a menudo de color naranja.

• Tengo calambres musculares de noche, especialmente en las pantorrillas.

• Tengo dolor en las extremidades.

• Tengo disbiosis, reflujo gastroesofágico.

• Estoy deprimido.

• Tengo el cabello seco como la paja.

... (fuente T.Hertoghe Clinic, B.Claeys, S.Résimont)

El tratamiento procede en cuanto se observan 2 o 3 de estos síntomas.

Pero entonces, ¿existe una manera simple y fiable de evaluarse la tiroides quedándote en casa?

¡SÍ!

Una de las mejores pruebas es tomarte la temperatura debajo de la lengua (es la zona más irrigada) por la mañana cuando te levantas.

La temperatura que te marca DEBERIA SER, según el investigador Walter Pierpaoli, de 36,2 o 36,3 o 36,4 ° C. Por debajo de estos valores, habría indicios de hipotiroidismo; por encima de ellos, podría ser hipertiroidismo.

A menudo, cuando se detecta hipotiroidismo, a menudo no se trata de la manera correcta. De hecho, el protocolo oficial tal como se enseña en la Facultad de Medicina y recomendado por la HAS francesa es monitorear la TSH y tratarla con la hormona T4, o tiroxina, cuya especialidad mejor conocida en Francia recibe el nombre de Levothyrox. No volveré sobre el escándalo de Levothyrox relacionado con su cambio de excipiente. Digamos que la prescripción de Levothyrox es el protocolo de tratamiento masivo del hipotiroidismo.

Por desgracia, este tipo de tratamiento en masa puede funcionar perfectamente para los antibióticos o la vitamina D, pero no para las hormonas, incluidas, por cierto, las píldoras anticonceptivas.

Porque a menudo, con la edad, la conversión de la hormona T4 en T3 por el hígado (forma activa) se hace más difícil y el paciente siempre se siente cansado, incluso aunque los análisis de T4 y TSH reflejen valores normales. Otros factores, como los metales tóxicos y pesados, impiden esta conversión de la hormona T4 en T3.

En este caso, solo un tratamiento que asocie T3 y T4 podrá resolver el problema.

Este tratamiento existe en Francia bajo la forma Euthyral (mezcla T3 y T4) o Cynomel (solo T3), asociada en este caso con Levothyrox. La vida media de la T4 es mucho más larga que la de la T3 (7 días contra 24 h para T3), lo que puede explicar la reticencia de los médicos a recetar la T3, mientras que olvidarse de tomar una dosis de Levothyrox tiene poco impacto debido a la longitud de su vida media.

Además de estas hormonas sintéticas (aunque bio perfectamente idénticas), hay extractos de tiroides animales, por desgracia prohibidos en Francia (Erfa, Armor Thyroid). Según los médicos antienvejecimiento, estos son los "chollos" de los suplementos de tiroides. De hecho, los extractos tiroideos tienen la ventaja de contener todo el rango de hormonas tiroideas, T0, T1, T2, T3 y T4, todo en una matriz de proteínas que se liberan en la sangre de forma progresiva a lo largo del día. Algunas personas compran estos extractos en otros países, en Europa o en los EE. UU., y solo creen en este tratamiento.

Sin embargo, un tratamiento con hormonas sintéticas T3 y T4 bien dosificadas puede traer grandes beneficios (este es el que he estado tomando durante los últimos 20 años), siempre que se someta a ciertas condiciones, que desarrollaré aquí.

Imagina que has equilibrado con éxito tus niveles de hormona tiroidea, gracias al acierto de tu endocrinólogo, que está muy atento a tus quejas y a tu condición clínica. Ya tienes mucha suerte, y el trabajo del médico generalmente se detendrá aquí.

¡Pero eso no es suficiente!

... ¡Todavía es necesario que las hormonas penetren en la célula!

Y sí, esto es lo que yo llamo hipotiroidismo "funcional", porque, como veremos, la función de las hormonas solo se ejerce desde el momento en que ingresan a la célula. Para esto, ciertos elementos deben estar presentes en el cuerpo en cantidad suficiente, sobre todo la vitamina D (¡otra vez!), la Vitamina B12, el zinc, el cortisol y el selenio. Todos estos cofactores deben medirse en el laboratorio porque su deficiencia puede dar como resultado un fracaso terapéutico, aun en el caso de presentar un estado tiroideo normal.

Una de las posibles causas del fracaso es a veces fallar en el tratamiento de la insuficiencia suprarrenal con cortisol. En este caso, como en el de la tiroides, el diagnóstico es principalmente clínico, porque la dosificación de cortisol en sangre es no es muy útil, a excepción de en patologías raras como la enfermedad de Addisson.

La tiroides es, sin duda, una de las glándulas más frágiles del cuerpo humano. Los disruptores endocrinos que nos rodean por todas partes no lo hacen fácil. El creciente déficit de micronutrientes de nuestra dieta moderna, tampoco. El impacto de la tiroides en todo el cuerpo es tal que una deficiencia mal tratada afectará a otras glándulas, especialmente a las glándulas suprarrenales, que producen cortisol y DHEA. Además, se recomienda dosificar también estas hormonas porque los déficits son comunes en pacientes con hipotiroidismo (18).

Si observamos la "cascada biológica" de las hormonas esteroides, sintetizadas a partir del colesterol, vemos que en la parte superior de la cadena está la pregnenolona. Cuando las glándulas suprarrenales se debilitan, y cuando uno está bajo estrés, la mayor parte de la pregnenolona se usará para producir cortisol, en detrimento de otras hormonas. Esto es lo que se llama "robar pregnenolona"; y por eso recomiendo la suplementación con pregnenolona (a la dosis de 50 mg) en los pacientes mayores de 40 años tratados por tiroides.

La función suprarrenal debe evaluarse mediante pruebas biológicas Y a través de un examen clínico exhaustivo. Consulta el capítulo sobre el cortisol para ampliar la información.

En realidad, TSH tiene un **valor diagnóstico bajo**.

Y, sin embargo, seguimos confiando en este ensayo para evaluar la función tiroidea.

Las causas del hipotiroidismo han cambiado. Antes se relacionaba principalmente con la falta de yodo. Hoy en día lo que se observa es, principalmente, una falta de conversión de T4 a T3, y **muchos hipotiroidismos se dan a un nivel biológico normal.**

El hecho de asociar la dosis de T4 con la de TSH, como lo veo todos los días en las recetas de nuestros profesionales, no tiene sentido, es una redundancia, porque el primero reacciona de acuerdo con el segundo; y sería mucho más acertado medir el T3, cuyos valores óptimos deben estar en los valores estadísticos altos.

Me gustaría recordar que los estándares de laboratorio son valores estadísticos basados en una población ya envejecida, probablemente deficiente en hormonas tiroideas; ignorarlos es un grave error.

La suplementación con Euthyral se realizará **gradualmente**, por cuarto de comprimido, y puede ser conveniente tomar una pequeña fracción al mediodía, porque la vida media del T3 es bastante corta.

El tratamiento con hormonas tiroideas es para personas inteligentes: es necesario identificar los signos clínicos de hipotiroidismo para ajustarlo regularmente, porque generalmente tenemos más necesidad de suplementos en invierno y menos en verano.

Ahora se ha establecido que el tratamiento convencional con Levothyrox (T4) funciona en aproximadamente el 10 por ciento de los casos, pero pueden pasar años antes de que cambien las recomendaciones formuladas por los poderes públicos. Peor aún, los tratamientos con T4 (Levothyrox, Thyroxine, Thyrofix) a veces inducen la producción de T3 inversa por parte del cuerpo. El T3 inverso es un metabolito biológicamente inactivo asociado con una mayor mortalidad en los ancianos.

Para concluir, diré que el diagnóstico de hipotiroidismo se realiza en el examen clínico y no en la TSH, y que los tratamientos que funcionan asocian T4 y T3. El tratamiento solo con T4 normaliza el cuadro biológico, pero no el cuadro clínico. Y el paciente sale del consultorio del médico cansado, todavía. Los médicos calificados en medicina funcional y nutricional (todavía pocos en Francia, pero podemos mencionar al Dr. Laurent FOGEL en París) conocen y recomiendan tratamientos que combinan T3 y T4.

Mientras tanto, los pacientes que no se informan adecuadamente pueden sufrir durante mucho tiempo.

GÉNESIS DE LAS HORMONAS ESTEROIDEAS A PARTIR DEL COLESTEROL

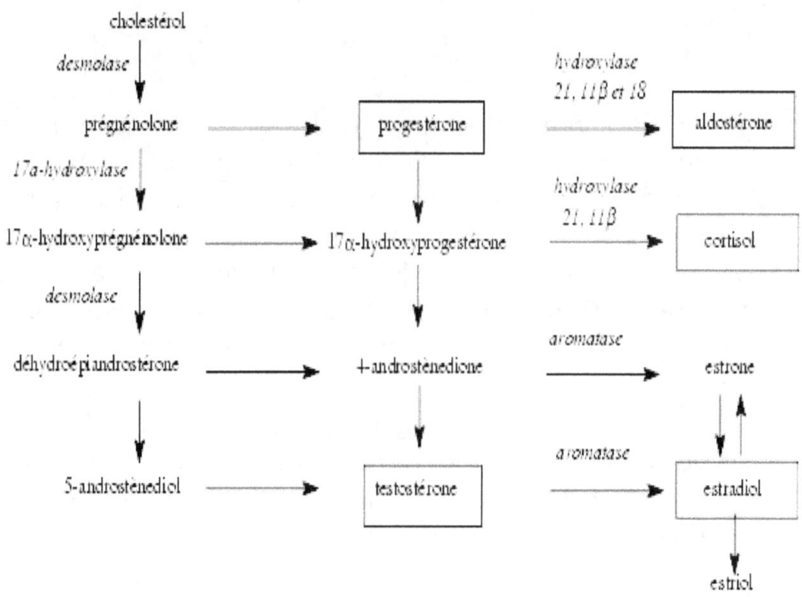

De arriba a abajo :

Colesterol $\rightarrow$ Desmolasa $\rightarrow$ Pregnenolona $\rightarrow$ 17-a hidroxilasa$\rightarrow$ 17α-hidroxipregnenolona $\rightarrow$ Desmolasa $\rightarrow$ Dehidroepiandrosterona$\rightarrow$ 5-androstenediol

Progesterona$\rightarrow$17α-hidroxiprogesterona$\rightarrow$4-androstenediona$\rightarrow$ Testosterona

Hidroxilasa 21, 11α y 18$\rightarrow$ Aldosterona

Hidroxilasa 21, 11α$\rightarrow$ Cortisol

Aromatasa $\rightarrow$ Estrona

Aromatasa $\rightarrow$ Estradiol $\rightarrow$ Estriol

LA HORMONA DE LA MEMORIA: LA PREGNENOLONA

La pregnenolona se sintetiza directamente a partir del colesterol. Es la "madre" de las hormonas esteroides. Se convierte en el cuerpo en una gran cantidad de otras hormonas: progesterona, cortisol, D.H.E.A., testosterona, estradiol, aldosterona ... Por eso, contar con una buena tasa de pregnenolona es esencial para el equilibrio hormonal. Como muchas otras hormonas, disminuye con la edad.

Se sabe que juega un papel fundamental en la memorización a corto plazo, pero sería demasiado simplista considerarla simplemente como "la hormona de la memoria". Personalmente la considero como la hormona del equilibrio hormonal. Sin embargo, sus beneficios en la memoria son notables, aunque tardan mucho en aparecer (24). La suplementación puede empezar a considerarse desde que se cumplen los cuarenta, cuando pueden surgir las primeras "pérdidas" de memoria. Esta hormona parece muy segura, al menos tanto como el colesterol de donde proviene, siempre que no se oxide.

La pregnenolona ayuda a resolver los problemas de ansiedad (20,21). En los EE. UU., en donde se vende libremente, muchos pacientes en terapia hormonal confirman su efecto favorable sobre la ansiedad.

Pero también ayuda en los casos de déficits de atención e incluso en dolores reumáticos (tomado en dosis elevadas) (22,23).

¿Qué análisis de laboratorio?

La prueba de laboratorio más fiable es el sulfato de pregnenolona. Pero aquí también, no debemos confundir los estándares de laboratorio, que engloban al 95% de una población dada, con los estándares de salud recomendados por la medicina antienvejecimiento.

Así, en este caso, los valores de referencia son 40-120 ng / ml, pero los valores óptimos son 90-100 ng / ml.

¿Qué dosis tomar?

Parece que el consumo de pregnenolona es muy seguro, al menos hasta 100 mg por día. Por mi parte, llevo tomando suplementos de pregnenolona a sazón de 50 mg / día durante años.

Tenga cuidado, tomar pregnenolona probablemente lo llevará a reducir su dosis de D.H.E.A., lo cual es lógico, siendo la primera la precursora de la segunda.

La otra hormona de la memoria es la vasopresina. A veces se prescribe en medicina antienvejecimiento, por sus propiedades para luchar contra las líneas de expresión y las arrugas en pacientes que presentan deficiencias. En todo caso, es una alternativa natural al bótox, o toxina botulínica, que es altamente tóxica para el sistema nervioso.

LA DHEA: ¿ELIXIR DE JUVENTUD?

La DHEA vivió sus días de gloria en los años 90, gracias al estudio DHEAge del profesor Etienne Emile Beaulieu (especialista mundial en progesterona) que la hizo popular en Francia.

Es la hormona antienvejecimiento más potente, junto con la hormona del crecimiento. Además, es energizante, así que es conveniente tomarla por la mañana.

Descubierta ya en la década de 1930, esta hormona está en la cima de la génesis de las hormonas esteroides justo después de la pregnenolona. Luego se descompone en estrógeno, androstenediol, testosterona y corticosterona. Considerada durante mucho tiempo como el elixir de la juventud, parece que hoy está un poco olvidada, probablemente porque sus efectos son más discretos que los de las otras hormonas, como la testosterona o el cortisol, por ejemplo (este último se usa ampliamente en la medicina alopática por sus potentes propiedades antiinflamatorias, en forma sintética de prednisolona (Solupred), 5 veces más potente que la forma bioidéntica (hidrocortisona) y llena de efectos secundarios cuando no se asocia con DHEA para contrarrestar sus efectos catabolizantes).

Sin embargo, la DHEA es la hormona más importante en la sangre (como el sulfato de DHEA) y también es una de las que disminuye más rápidamente con la edad, igual que ocurre con la melatonina y con la hormona del crecimiento (ver, arriba, el gráfico de la DHEA). A los sesenta, solo tenemos de una quinta a una décima parte de los valores que tenemos en la adolescencia. En el último año de vida, los valores de DHEA son cercanos a cero. Las mujeres mayores en el archipiélago de Okinawa en Japón (una "zona azul", conocida por tener una gran cantidad de centenarios totalmente independientes) tienen tasas más altas de DHEA y testosterona que las mujeres occidentales de 75 años. Secretada principalmente por las glándulas suprarrenales, desempeña un papel clave (pero poco conocido) como moderador de los efectos catabólicos del cortisol. De hecho, eso es a lo que debe estar atento, a la relación DHEA / cortisol. En la adolescencia, la ratio está claramente a favor de la DHEA (aproximadamente 10 :1). Y cuando se produce estrés en la adolescencia, la secreción de cortisol siempre va acompañada de un aumento de la DHEA. Pero con la edad, el cortisol tiende a aumentar (y ser menos efectivo, debido al aumento de la proteína transcortina, que limita su forma libre en la sangre) y la DHEA cae tan rápidamente que a los 60 años la proporción es casi 1/1. Esta es una de las razones por las que, con la edad, el estrés es más difícil de soportar.

El estudio del profesor Beaulieu ha demostrado sus beneficios, especialmente en las mujeres, pero sus efectos en los hombres, aunque más discretos, son muy relevantes: jugaría un papel importante contra el cáncer, la osteoporosis, la inmunidad, la energía. Los síntomas entre las personas deficientes de DHEA incluyen dificultad para subir escaleras e intolerancia al ruido y al estrés en general. Como dije anteriormente, mis análisis de sangre mostraban una clara deficiencia en esta hormona para mi grupo de edad, y desde que me he enterado lo he estado tomando. Su degradación en testosterona, aunque real, es anecdótica en los hombres: no cuentes con ella para aumentar tu nivel de testosterona en sangre. Por otro lado, es notable en las mujeres (cuyos niveles de testosterona son 20 veces más bajos que los de los hombres), hasta el punto de que no se recomienda tomarlo sin hormonas sexuales femeninas, para evitar sus efectos virilizantes.

Sin embargo, sus efectos anabólicos no son nulos: la DHEA ayuda a tener un cuerpo delgado y firme. La DHEA también tiene un efecto protector sobre la piel. Dado que este aspecto me preocupa bastante, probé rápidamente esta molécula y verifiqué esta propiedad. En los hombres, cuando se combina con testosterona y con hormona de crecimiento (mediante inyecciones de HGH o con un secretagogo MK677, con potencia para ajustar la IGF1), los efectos en la piel son aún mayores. Contrariamente a una creencia que me hizo evitar durante mucho tiempo probar la hormona del crecimiento, el aumento del IGF1 no se acompaña de un crecimiento de los tumores. Por el contrario, vi que mis carcinomas de células basales desaparecían progresivamente a medida que el IGF1 fortalecía mi sistema inmunológico. Si observamos las curvas estadísticas del melanoma, las mujeres menores de 50 años se ven más afectadas que los hombres, pero después de los 50, el fenómeno se revierte. Los científicos argumentan que esto se debe a la pérdida de cabello en los hombres, ya que estarían menos protegidos de los rayos solares. Por mi parte, creo que las hormonas androgénicas protegen la piel del hombre, pero que a partir de la cincuentena el fenómeno se revierte por el descenso de la cantidad de estas hormonas en el hombre y por el aumento de los estrógenos – más pronunciado cuando el IMC es alto.

Recuerdo haberla tomado temporalmente en los años 90 en los EE. UU., donde ya estaba disponible sin receta médica. Inmediatamente noté el efecto energizante de la DHEA, probablemente porque mis niveles no eran rimbombantes ni cuando tenía treinta años, aunque todavía no me había hecho un análisis de sangre en ese momento.

La DHEA ralentiza la osteoporosis y tiene un fuerte efecto antiinflamatorio en el cerebro. Se han observado niveles hasta un 50 por ciento más bajos que el promedio en los pacientes con Alzheimer. También estimula el sistema inmunológico (de ahí su efecto sobre la piel y contra el cáncer, así como ocurre con las hormonas tiroideas y con la hormona del crecimiento) y reduce significativamente el riesgo cardiovascular. Produce un aumento en la fracción de colesterol HDL y una disminución en la fracción de LDL.

Sin embargo, tenga cuidado, si está en el límite de los niveles cortisol, ya que tomar DHEA puede reducir su producción en aproximadamente un 20%. Por otro lado, el consumo excesivo resulta en un aumento de estrógeno, que no es un efecto deseable, al menos entre los hombres.

La dosis máxima en mujeres adultas es de 25 mg y 50 mg en hombres. Si también está tomando pregnenolona, la dosis deberá reducirse aún más.

Por mi parte, tomo 25 mg de DHEA 6 días de 7, lo que eleva mis niveles en torno a los valores frecuentes del grupo de edad de los 25 años (también tomo pregnenolona). En todo caso, es aconsejable consumir la misma marca durante varios meses para facilitar el seguimiento (o la misma farmacia si usa un compuesto) y hacerse análisis de sangre con regularidad (sulfato de DHEA).

¿Cuáles son los síntomas de sobredosis?

Una sobredosis de DHEA tiene como resultado una piel grasa y brillante con granos, muy fácil de detectar. Entonces es necesario reducir la dosis de forma gradual. En internet, se prescriben frecuentemente dosis de 10, 25, 50 y 100 mg (inútiles); pero siempre hay una manera, con receta, de pedir otra dosis al farmacéutico, que elaborará entonces una preparación magistral.

A menudo se habla en internet de cápsulas mal dosificadas. Personalmente, la compro en un frasco de 300 cápsulas de 25 mg a en una marca de calidad (Vitacost) y mis análisis de sangre son muy buenos.

LA TESTOSTERONA: TODO EMPEZÓ CON LOS TESTÍCULOS DE UN MONO

Se puede decir que la medicina antienvejecimiento comenzó, sin saberlo, gracias a la testosterona.

En la década de 1920, en Francia, un cirujano ruso, Samuel Abramovich Voronoff, también llamado Serge Vornonoff, tuvo la idea de realizar trasplantes testiculares de mono en hombres ancianos y debilitados, incluso antes de haberse descubierto la testosterona (26). Al principio, el cirujano utilizaba los testículos de los condenados a muerte para operar a sus clientes ricos, pero la demanda creció tan rápidamente que se embarcó en el xenoinjerto de testículos de monos. Alabado en su comienzo y denostado al final de su vida, este médico pionero había abierto el camino a la medicina antienvejecimiento.

Ampliamente utilizada en los círculos deportivos para el dopaje, la testosterona tiene mala prensa. ¡Pero no lo merece, ni mucho menos!

Esto se debe, una vez más, al uso de formas tóxicas de testosterona que no son orgánicamente idénticas (formas orales como dianabol, alquiladas con C17, altamente tóxicas para el hígado y prohibidas en Francia) o formas derivadas sintéticas, conocidas comúnmente como esteroides anabólicos, que tanto abundan en el dopaje (Deca durabolin, Primobolan, Anavar, Turinabol, etc.). Estas formas sintéticas se han formulado para maximizar el efecto anabólico de la testosterona y minimizar sus efectos virilizantes. Pero, al igual que ocurre en la cortisona no orgánica, los efectos secundarios son numerosos porque el cuerpo no reconoce estas moléculas. Además, en el contexto particular del dopaje, ¡las dosis utilizadas superan en varias decenas de veces las dosis fisiológicas!

En realidad, tanto en hombres como en mujeres (en dosis 20 veces más bajas, en su caso), la testosterona juega un papel vital en el bienestar. Si se consume en combinación con una nutrición de tipo paleo, ayuda a quemar grasa casi tan bien como la hormona del crecimiento. Optimiza el equilibrio lipídico y, hecho poco conocido, mejora la sensibilidad a la insulina.

Las mujeres deficientes en testosterona a menudo tienen celulitis. En los hombres hipogonadales, a menudo (no siempre) notamos sobrepeso, un aumento en el perímetro torácico (típico de la andropausia), grasa visceral y, especialmente, una disminución en la motivación y la energía, incluso llegando a síntomas depresivos.

También aumenta la irrigación de los tejidos. Un doctor especialista en testosterona, el Dr. Muller, un danés de Copenhague trata a pacientes diabéticos con gangrena con altas dosis de testosterona.

El éxito de la suplementación con testosterona está en gran medida relacionado con la nutrición que la acompaña, como dije anteriormente. En este caso, la testosterona puede hacer maravillas, hasta el punto de que muchos hombres bajo TRT (terapia de reemplazo de testosterona) afirman que eran zombis antes del tratamiento, y que realmente experimentaron un "antes" y un "después TRT" en su existencia. El éxito del tratamiento también se debe a un ajuste preciso de la dosis y a un buen manejo de los catabolitos naturales de testosterona, estradiol y dihidrotestosterona (DHT). Cuando se cumplen estas condiciones, lo que requiere un esfuerzo real por parte del paciente, los efectos beneficiosos de la TRT pueden perdurar a largo plazo.

Por encima de todo, la deficiencia debe ser probada mediante examen clínico y pruebas de laboratorio. Los análisis de andropausia deben contener, al menos, los siguientes parámetros:

-El recuento de células sanguíneas

- La testosterona total y biodisponible

- el P.S.A

- FSH y LH

- Transaminasas

- sulfato de DHEA

- Estradiol (si es posible, *technique high sensitivity* , desafortunadamente no disponible en Europa)

Se intentará establecer si el hipogonadismo es primario o secundario (debido a la escasa retroalimentación del eje hipotalámico hipofisario o la deficiencia testicular). La disminución de la testosterona es constante a lo largo de los años (aproximadamente 1% por año a partir de 30 años) pero no todos somos iguales. Peor aún, parece que, en los últimos años, hay cada vez más hipogonadismo entre los hombres jóvenes, mientras que en el pasado no era en absoluto común -a excepción de en patologías especiales, por ejemplo, en el caso de padecer cáncer de testículos- el tratamiento antes de los 45 años. Pero según especialistas como el Dr. Hertoghe, los déficits pueden ocurrir a cualquier edad, incluido en el caso de los recién nacidos.

Los disruptores endocrinos también juegan un papel relevante. La mayoría son "similares al estrógeno", es decir, imitan las hormonas sexuales femeninas. Esto da como resultado la pubertad temprana en las niñas y, a veces, el hipogonadismo en los hombres. También actúan negativamente sobre la fertilidad (en el caso de los peces, este efecto ya se conocía desde hace mucho tiempo).

Un estilo de vida nocivo tampoco ayuda. Por lo tanto, el consumo de alcohol, carnes procesadas, quesos y alimentos procesados tiene un impacto negativo en la testosterona y promueve la «aromatización» del estrógeno, un fenómeno enzimático que, recordemos, se produce principalmente en el tejido adiposo.

También llamada hormona «del musculo», una deficiencia de testosterona dará como resultado un cuerpo blando y flácido. Sus efectos sobre el cerebro pueden explicar la llamada «depresión de los cuarenta». Su papel en la medicina antienvejecimiento es obvio: lucha contra la sarcopenia (desgaste muscular relacionado con la edad), osteoporosis, aterosclerosis (fortaleciendo el músculo cardíaco y el endotelio de las arterias). Después de los 50 años, la testosterona ayuda a prevenir el síndrome metabólico, la grasa visceral y el ablandamiento de los tejidos en general. También ayuda a fortalecer las paredes de nuestras arterias. Es prudente verificar la salud vascular del paciente antes de comenzar un tratamiento, porque la testosterona tiene la propiedad de poder "despegar" la placa de ateroma.

¿Qué formas de testosterona?

Una vez que se ha establecido el hipogonadismo a través de un examen clínico y de un análisis de sangre (generalmente a partir de 3 ng / ml o por debajo del nivel ideal de alrededor de 7-8 ng / ml en humanos), se debe considerar la suplementación hormonal. En EE.UU existen multitud de fórmulas, desde parches hasta "gránulos", hasta cremas liposomales preparadas en farmacia de compuestos, o inyecciones más convencionales (el éster utilizado en los EE. UU. es el cipionato). Todas son formas bioidénticas y pueden ser adecuadas según las necesidades de cada paciente.

En la medicina antienvejecimiento, los practicantes prefieren la crema de testosterona liposomal al 10% para hombres. De esta manera se evita la sobredosis y el uso de inyecciones. Sin embargo, tiene defectos: aplicada sobre la piel, existe un riesgo de contaminación por contacto y tiende a generar una gran cantidad de DHT (dihidrotestosterona) bajo el efecto de la enzima 5 alfa reductasa, presente en el tejido cutáneo. Por otro lado, las cremas liposomales solo están disponibles en farmacias en preparación magistral y requieren de un equipo bastante costoso. Una de estas farmacias, con sede en Frankfurt, (su nombre es "Receptura") puede fabricar estas cremas con receta médica.

En Francia, hay una forma oral de testosterona, Pantestone, que se supone que evita el paso a través del hígado pasando directamente a través del sistema linfático: en la práctica, la eficacia a largo plazo no es muy alta.

También existe Androgel, pero, en muchos casos, la dosis que contiene es demasiado baja para resultar satisfactoria.

También hay un gel hidroalcohólico, llamado Andractim, que sin embargo desaconsejo para el tratamiento de la andropausia: en realidad es dihidrotestosterona (DHT). Su uso puede considerarse a nivel local como tratamiento contra la ginecomastia, debido a los efectos anti estrogénicos de esta molécula. Pero a la larga, la DHT produce un agrandamiento de la próstata y una caída del cabello.

Quedan las inyecciones. En la forma de éster, la molécula de testosterona gana en biodisponibilidad porque se degrada más lentamente. Así, el enantato de testosterona tiene una vida media de aproximadamente 5 días (Androtardyl) y el undecanoato de testosterona de varias semanas, permitiendo espaciar las inyecciones (Nebido).

Enantato de testosterona: protocolo oficial versus las últimas prácticas en los EE. UU.

El protocolo oficial es administrar 250 mg de enantato de testosterona por vía intramuscular cada 2 a 4 semanas. Sin embargo, esto genera demasiadas variaciones: los primeros días, los niveles alcanzados son claramente supra fisiológicos (> 10 ng / ml), pero a partir de la segunda semana, caen muy rápidamente. Entonces presenciamos una montaña rusa que, al final, no resulta realmente beneficiosa para el paciente.

La vía subcutánea, ¿una solución?

En los últimos años, algunos profesionales en Estados Unidos han empezado con la práctica de la inyección subcutánea de TRT. Acogida con recelo, en retrospectiva los estudios mostraron que a pesar del hecho de que el producto había sido inyectado en un área rica en tejido adiposo, la conversión al estrógeno de testosterona no era mayor que a través de la ruta convencional por vía intramuscular. Mejor, algunos profesionales (Dr. Crisler, EE. UU.) notaron que los pacientes que usaban esta vía necesitaban una cantidad menor de testosterona para alcanzar los mismos niveles plasmáticos que con la vía intramuscular.

Hoy, cada vez más pacientes prefieren dividir las inyecciones (1 o 2 por semana); inyecciones que en realidad se pueden hacer por vía subcutánea de una manera mucho más cómoda. Este es el protocolo que se utiliza actualmente en los Estados Unidos.

Testosterona: valores normales

Los valores normales de laboratorio van de 2.5 a 10 ng/ml.

Los valores óptimos recomendados por la medicina antienvejecimiento están entre los 6 y los 8 ng/ml – según la plantilla del paciente.

Efectos secundarios y parámetros a tener en cuenta:

1- El Hematocrito.

El porcentaje de glóbulos rojos en la sangre está destinado a aumentar, porque la testosterona aumenta las células sanguíneas. Esto explica la anemia y la tez pálida de los hombres con deficiencias en testosterona. Si el hematocrito se eleva por encima de los valores frecuentes (bastante raro), se debería considerar la donación de sangre.

2- El A.P.E.

El APE o Antígeno prostático específico es un indicador de la actividad prostática. Aunque los estudios recientes no han podido demostrar que la testosterona tenga un papel iniciador en el cáncer de próstata, de todos modos, en Francia es común realizar el seguimiento de la evolución de este indicador después de cumplir los cincuenta. Es interesante notar que en Estados Unidos han abandonado su seguimiento.

El hecho de que se desarrollen problemas de adenoma de próstata en hombres de edad avanzada parece confirmar el papel protector de la testosterona con respecto a la próstata. Así se deduce, en cualquier caso, de los estudios más recientes sobre el tema. Los estrógenos y la dihidrotestosterona (DHT) tendrían una influencia bastante perjudicial en la próstata con el tiempo.

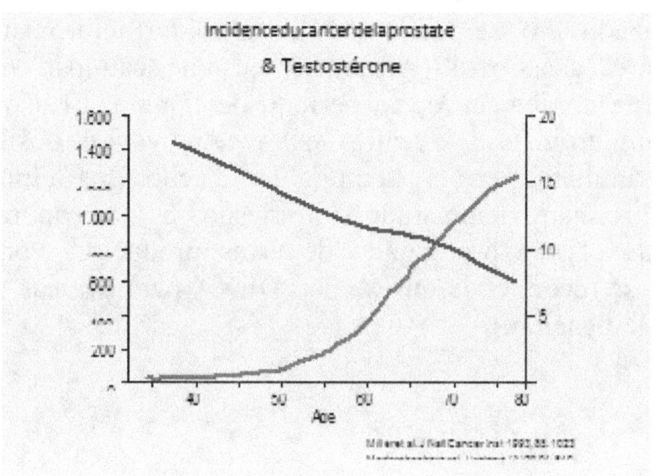

3-Presión arterial: una leyenda urbana

No, la terapia con testosterona no aumenta la presión arterial. Por el contrario, al fortalecer las arterias, influye favorablemente en la evolución de las arterias durante el envejecimiento.

4- El control del estrógeno

Como hemos visto para la DHEA, un exceso de testosterona puede provocar un aumento de estrógenos más allá de lo razonable. Por lo tanto, es importante limitar la ingesta de testosterona a lo estrictamente necesario y controlar regularmente el nivel de estradiol (E2). Se conocen algunas plantas, como la crisina, que sirven para limitar la aromatización. Los alimentos como el café, el azúcar y los fiambres, los quesos y el alcohol también favorecen el aumento de estrógenos. Si el E2 es demasiado alto, se puede usar un inhibidor de aromatasa como el anastrozol (Arimidex) en una cantidad muy pequeña durante un corto período de tiempo. El uso de esta anti aromatasa se realiza «sin receta» y, si es posible, debe limitarse en el tiempo. De hecho, los últimos estudios han demostrado un riesgo de osteoporosis durante el uso prolongado de estos productos. Por lo tanto, se recomienda un examen DEXA para evaluar esta descalcificación.

LA HORMONA DE CRECIMIENTO: la hormona del "líder"

Los niveles de hormona del crecimiento (HGH, por sus siglas en ingles), disminuyen muy rápidamente con la edad (consulta el gráfico a continuación, que mide el nivel de IGF1 frente a la edad). La curva 95 corresponde al percentil 95: esto significa que solo el 5% de la población está por encima de esta curva, lo mismo que la curva 5 para los valores bajos. Podemos ver una fuerte caída en el nivel de IGF1 antes de los treinta años, luego una estabilización y luego otra caída hacia los sesenta años.

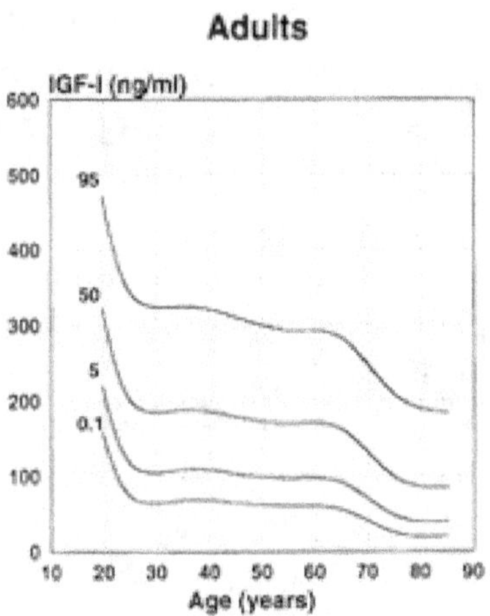

Para muchos médicos, esta hormona solo vale para el crecimiento de los niños. Esta es casi el único motivo por el que se receta en Francia, para tratar retrasos severos en el crecimiento de los niños. Sin embargo, sus efectos sobre la salud de los adultos van mucho más allá de eso, como atestiguan muchos estudios.

A decir verdad, pocas moléculas supuestamente apodadas de "antienvejecimiento" lograron pasar el ensayo doble ciego controlado con placebo, el "estándar de oro" en esta área.

El HGH ha pasado esta prueba de manera brillante, incluso muchas veces.

El 5 de julio de 1990, el prestigioso *New England Journal of Medicine* publicó los resultados de un estudio con hombres de 61 a 81 años que tuvo un gran impacto en el mundo científico. Este estudio mostraba que, mientras que el grupo de control continuaba envejeciendo normalmente, los efectos sobre el grupo tratado con HGH sintético (producido naturalmente por la glándula pituitaria) fueron descritos en estos términos por el Dr. Daniel Rudman, MD: "Efectos a los 6 meses HGH en masa magra y tejido adiposo equivalente en magnitud a los cambios inducidos por 10 a 20 años de envejecimiento "(28).

El cabello gris de un hombre de 65 años se volvía marrón nuevamente. La mujer de otro voluntario del estudio, aunque 15 años más joven, tenía problemas para controlar el impulso de energía de su esposo ... Un tercero vio que las arrugas de su rostro se desvanecían gradualmente, etc....

Hoy en día, este tipo de resultado se experimenta todos los días ... entre los afortunados que pueden ser tratados en clínicas antienvejecimiento en los Estados Unidos, o en el Dr. Hertoghe en Bruselas; pero, desafortunadamente, no en Francia, donde está prohibido el uso de HGH con fines antienvejecimiento.

Hay que decir que las cosas no comenzaron con buen pie en Francia. Durante mucho tiempo, los retrasos de crecimiento se trataban con HGH extraída de las glándulas pituitarias de los cadáveres... a pesar de que otros países ya lo sintetizaban mediante ADN recombinante bacteriano (un proceso de fabricación similar al el de la insulina mucho más seguro desde el punto de vista de la salud). Así fue como estalló el escándalo de la enfermedad de Kreutzfeld Jacob, cuando los pacientes revelaron enfermedades producidas por priones.

Sin embargo, la lista de efectos beneficiosos de la HGH se ve incrementada a medida que avanzan los estudios:

- 8.8% de crecimiento muscular en 6 meses, sin ejercicio.

- 14.4% en promedio de pérdida de grasa después de 6 meses sin seguir dietas

- Incremento de energía

- Libido mejorada

- Crecimiento del corazón, hígado, riñones y todos los órganos que se encogen con la edad.

- Curación y curación acelerada después de someterse a cirugía.

- Sistema inmunológico mejorado

- Se revierte el insomnio, se restauran las ondas lentas de sueño profundo.

- Disminución de la presión arterial.

- Visión mejorada

- Aumento del crecimiento del cabello

- Memoria mejorada

- Las arrugas se suavizan

- Perfil lipídico mejorado
- Huesos reforzados
- Mayor rendimiento deportivo

Etc…

La mayoría de estos efectos son atribuibles al aumento de IGF1 sintetizado por el hígado por instigación de HGH (*Insulin Like Growth Factor* 1), aunque no es este el único factor.

A la HGH también se le llama "la hormona del dirigente" porque proporciona un estado de serenidad y calma, y permite realizar varias tareas simultáneamente sin sentir ningún estrés.

Por el contrario, el paciente deficiente en hormona del crecimiento se quejará de una fatiga inmensa, imposible de afrontar. El paciente notara cierta flacidez en la piel, especialmente por encima de las rodillas, arrugas profundas en la cara y una espalda que tiende a encorvarse.

¿Cómo controlar tus niveles de hormona de crecimiento?

Casi indetectable en la sangre, es necesario medir el nivel de IGF1 para evaluar su secreción. Algunos autores también recomiendan que la proteína de transporte, IGFBP3, el equivalente de SHBG para la testosterona, se analice para evaluar la forma libre de IGF1.

¿Cómo mejorar la secreción de forma natural?

Se secreta principalmente por la noche, pero puede haber picos en el día, impulsados en particular si existe actividad deportiva, pero no cualquiera; de hecho, es el ejercicio de intervalos de alta intensidad el más efectivo para desencadenar un pico de HGH. A saber: levantar cargas en serie (sentadillas, prensa, peso muerto...) en forma de series intensas, o *sprints* cortos con breves períodos de descanso, etc.

Por lo tanto, las sesiones de maratón cardiovascular o de piscina no son óptimas porque cualquier ejercicio que exceda 45 minutos o 1 hora desencadena la secreción de catecolaminas y cortisol, hormonas de estrés catabólico.

Los secretagogos de la hormona de crecimiento

Existen secretagogos, es decir, productos que estimulan la secreción de HGH.

Se ha hablado de la arginina o la ornitina durante mucho tiempo, pero resulta que se necesitan altas dosis de varios gramos para tener efecto. Las dosis bajas de glutamina (2 g) parecen ser más efectivas en los ancianos. Prefiero recomendar el aminoácido glicina, que, mezclado con una infusión, por ejemplo, puede sustituir al azúcar, por su sabor dulce. Además de aumentar la HGH, la glicina es un precursor del colágeno. Finalmente, hay otros secretagogos como la ipamorelina (en inyección) o el MK677 (análogo de grelina, por vía oral) que, a pesar de no tener autorización de comercialización, han demostrado su efectividad para aumentar el IGF1 sin modificar la respuesta al cortisol.

Atención, hay muchos productos milagrosos en Internet, comenzando con la HGH oral (lo cual es imposible ya que la HGH es un péptido frágil de 191 aminoácidos que no se puede tomar de esta manera) o la "Pseudo HGH" homeopática. De todos modos, si desea probar la efectividad de estos productos, puede probar a tomar una dosis de IGF1 durante 6 semanas para confirmar la efectividad del tratamiento.

Las hormonas que más influyen en la secreción de HGH son la T3 y la testosterona.

El tratamiento con hormonas del crecimiento

Obtener una hormona de crecimiento de calidad en Francia con fines antienvejecimiento es una carrera de obstáculos. Además de las marcas farmacéuticas occidentales (Norditropin, Humatrope, Saizen, etc.), hay fabricantes chinos (Jintropin, Godtropin ...). No todos son necesariamente malos, especialmente cuando vienen con un certificado de análisis, pero tendrán que ser probados en el laboratorio.

En todo caso, la administración es subcutánea. Las marcas occidentales a menudo ofrecen la forma del bolígrafo, como la insulina, lo que facilita la dosificación y la inyección.

Para otras formas, tendrá que utilizar agua bacteriostática para inyecciones, que no se encuentra en Francia. Solo esta agua, que contiene una dosis baja de alcohol bencílico, mantendrá un matraz reconstituido durante 15 días, siendo este péptido muy frágil tan pronto como se reconstituye.

Debes comenzar con dosis bajas, de menos de 1 UI, y controlar la evolución de IGF1 a lo largo de los meses. Es un tratamiento que debe durar, al menos, 3 o 4 meses. No hay informes negativos de retroalimentación hipofisaria; incluso parecería que, en cuanto a la melatonina, el tratamiento a menudo "despierta" la glándula y que, con el tiempo, se necesitan dosis cada vez más pequeñas.

Mi experiencia:

Después de 6 semanas, una dosis excesiva de HGH había elevado mi IGF1 a 400 ng / ml (el nivel ideal situándose alrededor de los 250 ng / ml dependiendo de los kits de reactivos y la técnica utilizada). Me pasaba el tiempo durmiendo y comiendo, y decidí bajar la dosis. Nunca he tenido el síndrome del túnel carpiano, efecto secundario frecuente en aquellos que toman dosis demasiado altas. También hay que tener cuidado y controlar la actividad de cortisol y tiroides.

Los efectos sobre la piel ("piel del bebé") aparecen rápidamente a lo largo de las semanas. Este es, junto con la mejora de la calidad del sueño (se experimentan sueños muy "coloridos", hiperrealistas), el efecto más reportado por los pacientes.

Escéptico sobre la efectividad de los secretagogos disponibles en el mercado, decidí que poco perdía con probar uno, el MK677, un mimético de la grelina (la hormona del apetito) para ver si demostraba ser más efectivo que la ipamorelina, que ya había probado previamente con un resultado medio en IGF1. Mi protocolo fue una dosis única a la hora de acostarme de 20 mg de MK677 (ibatumoren) de forma oral, combinada con 3 mg de melatonina MZS, una de las mejores formas de melatonina en el mercado, desarrollada por el Dr. Pierpaoli.

Después de solo cinco semanas, el resultado era claro: mientras que la ipamorelina me había producido IGF1 a 220 ng / ml, el MK 677 había aumentado sus niveles hasta 330 ng / ml, ¡un valor demasiado alto para la terapia antienvejecimiento! Estaba empezando a tener dolores en las articulaciones y tuve que suspender el tratamiento después de cinco semanas. Decidí probar más tarde una dosis más baja de 10 mg de MK677.

Sin embargo, esta experiencia ha demostrado que, contrariamente a lo que creen algunos autores, todavía es posible estimular la producción de HGH a través de la hipófisis, incluso después de los 50 años.

¿Y la acromegalia?

La acromegalia es una enfermedad rara inducida por un tumor (a menudo benigno) de la glándula pituitaria que causa una secreción casi permanente de HGH y no de manera intermitente, como es habitual. A menudo se manifiesta en los individuos a partir de los cuarenta años, y si se detecta de forma tardía, provoca una deformación progresiva de la cara y las extremidades acompañada de una gran fatiga. Cuando se experimenta en la adolescencia, cuando el desarrollo aún no ha terminado, hablamos de gigantismo. El exceso de hormona del crecimiento puede producir diabetes como parte de la acromegalia; pero debe recordarse que en este caso hablamos de niveles muy excesivos que no tienen nada que ver con las dosis recomendadas por la medicina antienvejecimiento. Contrariamente a una leyenda bastante extendida, los acromegálicos están menos expuestos que la población general a todos los cánceres, excepto al cáncer de colon.

Richard Kiel ("Tiburón" en James Bond) o "André el gigante" son acromegálicos famosos en el cine de Hollywood.

EL CORTISOL, LA HORMONA DE DOS CARAS

En la opinión general, la cortisona es un tratamiento « de último recurso » que se debe evitar en la medida de lo posible, ya que tiene numerosos efectos secundarios (osteoporosis, diabetes, hipertensión, retención de líquidos ...).

Sin embargo, el cortisol es tan esencial para el cuerpo humano que una carencia en cortisol causa la muerte en 24 horas. La dramática tabla de efectos secundarios que acabo de describir se debe en gran medida al uso de corticoides sintéticos no orgánicamente idénticos como la prednisolona, por nombrar solo los más conocidos (Solupred). Estas formas sintéticas son 5 veces más potentes que la hidrocortisona (la bio molécula idéntica utilizada en la medicina antienvejecimiento). Además, los médicos la recetan en dosis masivas (1 mg / kg en general), lo que limita su uso a largo plazo.

Según el Dr. Hertoghe, del 30 al 40 por ciento de los adultos tienen deficiencia de cortisol desde los 25-30 años. Recuerda que, según los estándares de laboratorio, solo el 2.5 por ciento de la población tiene deficiencia en cortisol ...

Los signos más comunes son la cara hundida, círculos oscuros debajo de los ojos, manchas pigmentadas en la cara, conjuntivitis (signo de inflamación crónica mal controlada), alergias, presión arterial baja, manos húmedas (debido a compensación por catecolaminas en situaciones de estrés).

Además de la clínica, las pruebas de laboratorio más eficaces para detectar la deficiencia son las pruebas de orina de 24 horas o un análisis de sangre con transcortina (también conocido como CBG, para la globulina de unión al cortisol). Por mi parte, fueron las transcortinas y el análisis clínico las que me alertaron. Un alto nivel de transcortina significa una deficiencia de cortisol. También hay una prueba de ACTH, pero esta parece controvertida porque los niveles de ACTH que se utilizan normalmente son demasiado altos e incluso irritan las glándulas suprarrenales.

Una suplementación de solo 10 mg por día de hidrocortisona por la mañana, combinada con una infusión de hojas de Perilla Frutescens (vea el capítulo sobre alopecia para la descripción de esta planta) fue suficiente para resolver mis problemas de alergia, caídas de tensión y mi consumo excesivo de antihistamínicos. Este tratamiento me permitió terminar también con los antojos de dulces que me indisponían al final de la tarde.

Se estima que el hombre promedio secreta 22.5 mg por día de cortisol, y la mujer 9.2 mg (dependiendo del área de la superficie corporal tomada en cuenta). Por lo tanto, una suplementación de 10 o 15 mg representa solo una fracción de esta secreción e induce poca o ninguna retroalimentación negativa en las glándulas suprarrenales. Tomaremos lo máximo posible por la mañana, al despertarnos, y la última dosis la tomaremos al mediodía para respetar el ciclo natural del cortisol, cuyos niveles son naturalmente altos por la mañana y bajos por la tarde. Como ya he mencionado, siempre se debe contrarrestar el consumo de cortisol con DHEA.

Tomado en exceso, el cortisol producirá los moretones descritos anteriormente, cara hinchada y retención de líquidos.

A la dosis recomendada por la medicina antienvejecimiento, el cortisol ayuda, por el contrario, a quemar grasa, a combatir la fatiga y a resistir mejor el estrés (29). En realidad, el incremento de tejido adiposo que se ve a menudo en pacientes tratados con cortisona no proviene de la hormona en sí, sino de su efecto estimulante sobre el apetito, un efecto tanto más fuerte cuanto más alta la dosis.

El cortisol tendría incluso propiedades antioxidantes, además de sus conocidos efectos antiinflamatorios. Al neutralizar los radicales libres, minimiza el daño tisular durante situaciones estresantes donde se producen altos niveles de radicales libres (30,31,32). Por eso lo llamo "la hormona de dos caras".

Finalmente, como dije anteriormente, el cortisol es esencial para que la célula absorba la hormona tiroidea T3. Además, cualquier deficiencia en cortisol tendrá un impacto en la actividad tiroidea.

¿Cómo aumentar naturalmente tu secreción de cortisol?

1- Exponerse al sol.

Cada vez que nos exponemos al sol, la secreción aumenta en un 5 por ciento en unos minutos.

2- Tomar vitamina C

Al aumentar las glándulas suprarrenales, la vitamina C mejorará la secreción de cortisol.

3- Evitar el consumo de azúcar

La deficiencia de cortisol a menudo induce antojos de dulce al final del día, lo que, a su vez, reduce la secreción de cortisol. Un círculo vicioso que se debería evitar.

4- Tomar un poco de extracto de raíz de regaliz o de otras plantas

Se sabe que el regaliz imita los efectos del cortisol y puede aliviar a las personas que carecen de él. También hay plantas que se encuentran fácilmente en Internet, que estimulan las glándulas suprarrenales (escribe "insuficiencia suprarrenal" en Google).

En cualquier caso, en cuanto se descubra una insuficiencia suprarrenal, se justificaría un tratamiento prolongado con hidrocortisona, porque esta deficiencia hace sufrir mucho tanto a pacientes como a su entorno.

Después de establecer el tipo de insuficiencia (primaria, secundaria o terciaria) con la ayuda del médico, se puede establecer el tratamiento, siempre bajo supervisión médica y con DHEA, cuyos efectos anabólicos contrarrestan a los del cortisol.

MELATONINA Y GLÁNDULA PINEAL: UN IMPACTO PROBADO EN LA LONGEVIDAD

En la opinión general, la melatonina es solo un producto utilizado por los tripulantes de cabina para recuperarse más rápido del desfase horario. Es difícil encontrar una definición más simplista.

La cinética de la melatonina es bastante única. De hecho, si disminuye con la edad, como muchas otras hormonas, esta disminución comienza en la pubertad. Esto se explica porque la glándula pineal (que secreta melatonina) es, en cierto modo, el reloj biológico de nuestro cuerpo. Estamos diseñados para reproducirnos, y esta gota de secreción de la pubertad sería una señal enviada a nuestro cuerpo para que comience a envejecer. Más prosaicamente, esto significa que, desde un punto de vista evolutivo, no servimos mucho para nuestra especie después de la reproducción. De hecho, se ha observado que la glándula pineal a menudo se calcifica con la edad, frenando inevitablemente su actividad secretora (melatonina y TRH, pero también ciertos otros péptidos, descubiertos más tarde). La melatonina es una hormona casi ubicua: se encuentra en todas partes, incluso en el reino vegetal.

Todavía no se produce durante los primeros días de vida, pero se encuentra en la leche materna. Algunos expertos explican la agitación de los bebés alimentados durante los primeros días de vida con biberón por la falta de melatonina. La glándula pineal es realmente el reloj de nuestro cuerpo: secreta otras hormonas, como la TRH (que estimula, entre otras cosas, la secreción de TSH, que, a su vez, activa la tiroides) y otro péptido, el epitalón (anteriormente llamado epitalamina). Este péptido fue aislado por el difunto Vladimir Dilman del Instituto de Investigación Oncológica N.N. Petrov de San Petersburgo, Rusia. Los experimentos con ratones han demostrado, como la melatonina, que el epitalón aumenta la longevidad y ralentiza el envejecimiento.

El Dr. Pierpaoli ha demostrado en múltiples estudios con ratones el efecto de la melatonina en la longevidad (13). En un primer experimento, administró agua suplementada con melatonina **por la noche** a un grupo de ratones NZB (negro de Nueva Zelanda), frente al agua del grifo administrada al grupo de control. La vida útil normal de un ratón de laboratorio es de alrededor de 24 meses. Esto es lo que se observó en el grupo control: todos murieron después de 24 meses, a menudo con lesiones cancerosas. En contraste, el grupo tratado vivió de 4 a 6 meses más, y la autopsia no reveló ninguna lesión cancerosa, solo una atrofia orgánica clásica relacionada con la edad. Las cifras exactas del estudio son de 715 días en promedio para el grupo de control, frente a 843 días para los ratones tratados. No se detectaron efectos visibles durante la administración diurna de melatonina, y no hubo diferencia de peso entre los dos grupos.

Este aumento de la longevidad corresponde, si se extrapola al hombre, a 25 años de vida adicional con buena salud. Sobre todo, los ratones tratados tenían un timo más grande que los ratones en el grupo de control, envejecieron menos rápidamente y parecían ser más resistentes a las enfermedades.

Para ir más allá, trasplantó las glándulas pineales de ratones envejecidos a ratones jóvenes (gracias al conocimiento y al equipo de los procedimientos quirúrgicos "estereotáxicos" desarrollados por sus colegas rusos): esos ratones envejecieron más rápido de lo normal Lo contrario también ha resultado cierto: el trasplante de jóvenes a viejos ha alargado la vida del grupo. Y el Dr. Pierpaoli concluye: "Cualquiera que sea el mecanismo, el trasplante de pineal joven da como resultado la preservación de la respuesta inmune, y una restauración morfológica del timo y la tiroides ocurre en un momento en que se observaría la involución normal de la edad. Nuestro uso exógeno de melatonina circadiana e injertos de glándulas pineales jóvenes en el sitio del timo en ratones más viejos sugiere que puede haber una relación real entre la pineal, sus productos y el timo, que proporciona un mecanismo de control homeostático relevante para el envejecimiento y la supervivencia. "

Desde un punto de vista técnico, sin embargo, la batalla no estaba ganada: si la glándula pineal de un humano es del tamaño de un guisante, la de un ratón es el tamaño del punto al final de esta frase.

Un antioxidante importante

La melatonina no es un simple antioxidante, como la vitamina C, por ejemplo. Es soluble en agua y en grasa, lo que le da la propiedad de actuar en todos los compartimentos del cuerpo. Los estudios han demostrado que tiene una fuerte afinidad por el núcleo de las células y que las "repara" durante la noche. En la IIIa Conferencia sobre Cáncer y Envejecimiento en Stromboli, el Dr. Russel Reiter hizo una presentación titulada "La melatonina como eliminador de radicales libres:

implicaciones para el envejecimiento y las enfermedades relacionadas con la edad". Su papel dentro del núcleo, confirmado en el cultivo celular, es proteger el ADN. Pero esta propiedad antioxidante no debería eclipsar su papel principal como directora de orquesta de las demás hormonas.

El director de orquesta de las demás hormonas

La melatonina envía un mensaje a todas las demás glándulas. Este es un mensaje de que el cuerpo es joven y necesita optimizar sus hormonas. Al secretar TRH, la glándula pineal activa la tiroides. Con la edad, la disminución de la TRH inevitablemente afecta la actividad tiroidea. Al modular la enzima deiodinasa, la melatonina facilita la transformación de la hormona T4 (inactiva) en hormona T3 (activa). Esta transformación está empeorando cada vez más, bajo la influencia nociva de metales pesados, que son disruptores endocrinos. Es por eso que hay tantos signos clínicos de hipotiroidismo en personas con equilibrio biológico normal, como ya he desarrollado en el capítulo de la tiroides. La melatonina activa la secreción de la hormona del crecimiento durante la noche y reduce la del cortisol, cuyo exceso puede ser dañino para los tejidos.

Desarrollo del timo y mantenimiento del sistema inmunológico

El timo es un órgano que se atrofia rápidamente con la edad y se reemplaza por una masa grasa. Si los ratones tratados con melatonina han vivido más tiempo que los ratones control es, en gran parte, porque han sobrevivido a enfermedades relacionadas con la edad, como las enfermedades autoinmunes y el cáncer. Muchos estudios muestran la capacidad de la melatonina para inhibir el desarrollo de células cancerosas. Se ha demostrado que mejora la efectividad de la quimioterapia. Es por eso que la quimioterapia se soporta mejor cuando se administra por la noche. Hoy estamos estudiando las propiedades anticancerígenas de la melatonina en dosis muy altas (más de 100 mg). Todos los ratones tratados con melatonina mantuvieron el volumen de su timo con el tiempo, a diferencia de los ratones no tratados. El libro del Dr. Pierpaoli no es nuevo, se remonta a la década de 1990. Sin embargo, parece que el gobierno no ha entendido su mensaje alentador sobre la inmunidad, mientras que la incidencia de cáncer continúa aumentando con el paso de los años. Con respecto a otros agentes infecciosos, el alcance de la vacunación, con los nuevos "cócteles de vacunas" parece cada vez más insuficiente, en un momento en que los virus, más numerosos y con una alta capacidad de mutación, viajan muy fácilmente a lo largo y ancho del globo. La opción de la melatonina, como la de la vitamina D, debe estudiarse más seriamente. Es aún más interesante porque actúa antes de la enfermedad, antes de que sea demasiado tarde. Desafortunadamente, estas dos moléculas naturales no son patentables: eso explica probablemente la falta de interés de la industria farmacéutica en estudiar este tema.

Los efectos prometedores sobre las patologías oculares como la A.M.D.

La degeneración macular es una enfermedad típica del envejecimiento, como las cataratas. Un estudio reciente realizado en un centenar de pacientes con AMD (ambas formas, "húmeda y seca") mostró una mejora visible en el examen oftalmológico dentro de los 6 meses posteriores al tratamiento con melatonina a la dosis convencional de 3 mg por os. Esta mejora continuó hasta el mes 24, que marcaba el final del estudio. Estos resultados son muy alentadores y deben ser confirmados por otros estudios. En cierto modo, confirman la experiencia personal del Dr. Hertoghe, quien había notado una mejora en su vista cuando le administraron epitalon, otro péptido secretado por la pineal.

Qué forma de melatonina: ¿sublingual, oral? y ¿a qué dosis?

La melatonina tiene el defecto de que no se absorbe fácilmente por vía oral. Por vía sublingual, una dosis de 0.5 a 1 mg máximo es suficiente. Por vía oral debe tomarse una dosis 3 veces mayor.

Según Pierpaoli, no debe tomarse antes de los 45 años. A partir de este momento, estas son las dosis prescritas:

45-54 años .... 1 a 2 mg al acostarse

55-64 años ... 2 a 2.5 mg al acostarse

65 - 74 años 2.5 a 5 mg al acostarse

75 años y más de 3.5 a 5 mg

Las dosis parecen variar significativamente de un individuo a otro. Es recomendable proceder en dosis de 0,5 mg y reducir la dosis si es difícil despertarse a la mañana siguiente.

Muchos médicos antienvejecimiento o especialistas en medicina funcional y nutricional prescriben una forma sublingual. Haberla tomado durante varios años, tiene una gran desventaja. Quedarse dormido es rápido, pero a veces te despiertas en medio de la noche porque el momento en que se ha tomado no es el adecuado. En realidad, el pico de melatonina debería tener lugar alrededor de la 1 a.m. a las 2 a.m. El Dr. Pierpaoli ha desarrollado una forma oral de melatonina, junto con dos cofactores principales (zinc y selenio), con excipientes que causan su liberación alrededor de las 2 a.m., cuando se toman entre las 22h y las 23h. Esta melatonina, llamada MZS, es la que recomiendo. Puede encontrarlo en el sitio web vita-stream.com.

LA ALOPECIA ANDROGÉNICA O COMO VOLVER A TENER PELO A LOS 50

Muchos hombres se enfrentan tarde o temprano al problema de la pérdida de cabello.

Cuando el fenómeno ocurre temprano, a veces a los veinte años, se puede vivir de manera traumática.

Incluso hay una historia en el Antiguo Testamento (capítulos 13-16): es la del guerrero Sansón, que estaba dotado de una gran fuerza y podía desafiar a todo un ejército. Pero tenía un punto débil. Cuando Dalila se cortó el pelo, perdió toda su fuerza.

Algunos hombres jóvenes experimentan alopecia de la misma manera, pierden algo de confianza en sí mismos y su autoestima se ve afectada. Existen varios tipos de alopecia, y los tratamientos pueden diferir. En este capítulo, solo trato la alopecia androgénica, la que responde a los tratamientos hormonales. En mi caso, mi historia familiar ya parecía haberme predeterminado. Desde que tengo memoria, siempre he conocido a mi padre con calvicie que desarrollo a lo largo de los años, y mi abuelo paterno siempre ha sido casi completamente calvo. A pesar de esto, pude mantener mi cabello durante bastante tiempo, al menos hasta los cuarenta años, a pesar de tener bastantes entradas. Pero al comienzo de los 50 años, tenía una alopecia de , al menos, nivel 3 según la clasificación de Norwood (ver más abajo). Y especialmente, aunque la degeneración había sido lenta hasta ese momento, mi cabello se había vuelto muy delgado y estaba cada vez más blanco y la caída aumentaba cada vez más a lo largo de las semanas.

Comencé a informarme, entonces, sobre los tratamientos existentes. Aprendí que, además del aspecto estético, la

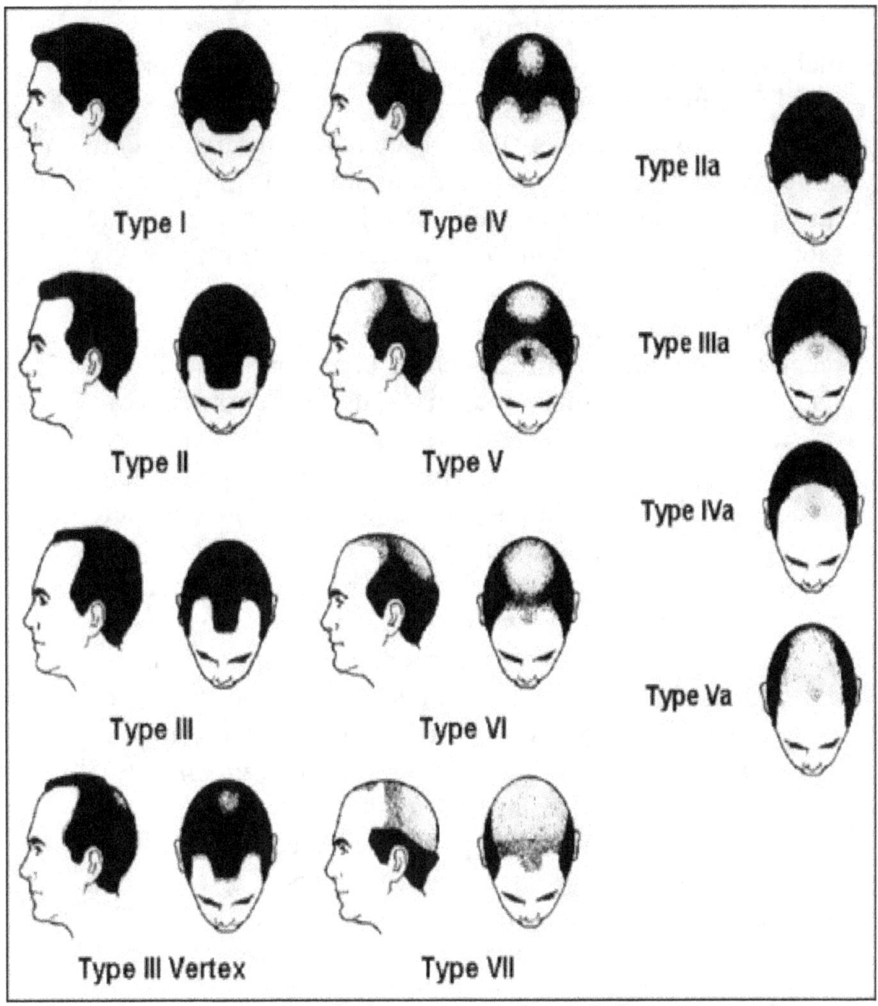

alopecia esconde un lado oscuro: hay 2.5 veces más

cáncer de próstata en los hombres que han perdido el cabello a una edad temprana. ¡Peor aún, aquellos que tienen una calvicie significativa en la parte superior del cráneo tienen tres o cuatro veces más probabilidades de sufrir un ataque cardíaco! (33, 34 y 35). Otra preocupación que tenía es que, viviendo en los trópicos todo el año, siendo pelirrojo y teniendo antecedentes de melanoma, se me hacía imprescindible mantener mi cabello lo máximo posible.

Para mí, que ya llevaba siguiendo un tratamiento antienvejecimiento durante algunos años, no podía dejar que esta caída progresara por más tiempo, especialmente sabiendo que era sinónimo de deficiencias hormonales y nutricionales, así como de una salud desmejorada. Además, decidí llevar a cabo un trasplante como último recurso. Comencé, como muchos, con monoxidil al 5%. Este producto, originalmente diseñado para problemas de presión arterial, ha demostrado ser un estimulante efectivo en los folículos. Creo que disminuí un poco el ritmo de la caída, aplicándolo religiosamente dos veces al día, pero después de 3 años, tuve que enfrentarme a los hechos: el fenómeno se aceleraba cada vez más. Tenía que parar o pasar a algo más poderoso. Sabía que la alopecia androgénica se debía en gran medida a una hormona, la dihidrotestosterona (DHT), que es un producto de descomposición de la testosterona, cuyos niveles aumentan con la edad bajo la acción de una enzima, la 5 alfa reductasa. Contrariamente a una leyenda común, la testosterona no causa la pérdida de cabello. Por el contrario, los hace gruesos y fuertes. Todo el problema proviene del DHT. Además, los altos niveles de DHT a menudo van acompañados de una hipertrofia de la próstata, un problema que debe evitarse a toda costa. Decidí probar un inhibidor de 5 alfa reductasa, finasterida.

Este producto es 100% químico, por lo que dude mucho tiempo en usarlo. Además, los posibles efectos secundarios sobre la libido desaconsejaban su uso después de los 45 años y yo ya había excedido este límite. Sin embargo, estos efectos secundarios son bastante raros y se producen especialmente cuando los niveles de testosterona ya son bajos en el paciente, lo que no era mi caso. Podía probar el tratamiento. Afortunadamente, después de varias semanas de finasterida, no tuve ningún problema de libido que lamentar. Pero, como con muchas otras afecciones crónicas, intuía que se necesitaba un enfoque global para superar mi alopecia, como me recordaba el fracaso del minoxidil.

Fue entonces cuando conocí a Alex R., *bloggero* en Oslo, Noruega (36). Su historia es la de una alopecia temprana y severa (que empezó cuando tenía veinte) que logró revertir por completo al actuar sobre cuatro factores. Eso es lo que me faltaba en mi protocolo. Su enfoque es el siguiente:

1- Limitar la producción de DHT (con finasterida, ketoconazol, champú y suplementos)
2- Limitar la inflamación del cuero cabelludo con una planta (Perilla Frutescens)
3- Estimular los folículos con minoxidil. La idea es pasar el *dermaroller* del cuero cabelludo de antemano, lo que promueve la absorción de minoxidil (y activa la microcirculación al mismo tiempo) y permite estar satisfecho con una sola aplicación por día por la noche.
4- Consumir todos los elementos nutricionales necesarios para la buena salud del cabello.

Ya conocía el famoso "Big 3" como lo llaman los anglosajones. Básicamente, es una combinación de finasterida, minoxidil y un champú de ketoconazol. Este tipo de protocolo funciona al 80%, lo que no está mal, pero el de Alex, más completo, ciertamente puede aumentar aún más sus posibilidades de éxito.

Así que comencé el protocolo de Alex en enero de 2018, agregando inyecciones de biotina y bisantina intramuscular para estimular el crecimiento del cabello. Posteriormente, continué tomando biotina por vía oral. Puedes utilizar el protocolo simplificado o completo de acuerdo con su presupuesto. Aquí está el tratamiento con más detalle:

Protocolo simplificado:

1- Finasterida 1.25 mg

2- Espuma de minoxidil al 5% (Rogaine) después del paso del dermaroller del cuero cabelludo (1,5 mm).

3- Perilla Frutescens (una planta que se consume ampliamente en Asia, con propiedades antiinflamatorias y antialérgicas) en forma de cápsulas (Allermin, página web finlandesa) o en forma de hojas (Amazon) para ser consumidas como infusión

4- Champú de ketoconazol de tipo Regenepure. Este conocido agente antifúngico tiene propiedades anti DHT en el cuero cabelludo y propiedades antiinflamatorias. Usa 6 de los 7 días, por la noche, antes de aplicar minoxidil. Vale la pena probar el champú Revita, de alta calidad, incluso si ya no contiene ketoconazol en su formulación. Personalmente, uso ambos champús alternativamente.

Protocolo completo:

Es el mismo que el de arriba, con estos suplementos alimentarios:

Lisina (amplifica el efecto de finasterida) 1gr
Taurina 1gr (anti DHT)
Maxi Hair Plus Country Lab (mezcla completa con biotina, vitaminas B, zinc) 4 cápsulas
Hoja de ortiga (400 mg) anti DHT.
Levadura de cerveza en copos incorporada a la dieta.

ZOOM SOBRE LA FINASTERIDA

La finasterida (Propecia, Chibro Proscar) actúa sobre una de las dos isoenzimas de la 5 alfa reductasa. Es un derivado de la progesterona. La dosis recomendada contra la alopecia es de 1 mg por día, pero se ha informado en los foros que 0,5 mg también producían resultados eficaces sobre el crecimiento del cabello. Algunos médicos aumentan la dosis a 2.5 mg (vea el programa del Dr. Hertoghe).

Recomiendo hacer un análisis completo de testosterona antes de considerar un tratamiento hormonal con finasterida. De hecho, esta molécula puede degradar significativamente la libido y causar atrofia de los genitales en caso de niveles bajos de testosterona no corregidos con suplementos. Esta recomendación es aún más válida para el sujeto mayor de 45 años.

La formulación llamada Chibro Proscar se dosifica a 5 mg porque está destinada a tratar la hipertrofia

prostática. El problema de Propecia (dosificado a 1 mg) es que cuesta 7 veces más cara que Proscar, porque se considera un medicamento de lujo. Pero un buen corte en los comprimidos puede evitar el problema: es suficiente cortar en 4 cada comprimido de Proscar.

La dutasterida (Advodart) es más potente que la finasterida porque inhibe ambas isoenzimas de la 5 alfa reductasa. Pero los efectos negativos sobre la libido que se han reportados son más comunes, por eso no lo recomiendo.

UNA ALTERNATIVA NATURAL A LA FINASTERIDA

Se sabe que el extracto de palma enana americana inhibe naturalmente la producción de DHT y se usa con frecuencia contra la hipertrofia prostática benigna. No tengo comentarios sobre su uso contra la alopecia androgénica. Por otro lado, según algunos autores, sus efectos negativos sobre la libido son más frecuentes que los de la finasterida.

RESULTADOS

Resultados (¡es mi cabeza!) después de 7 meses de tratamiento (zona del vertex) :

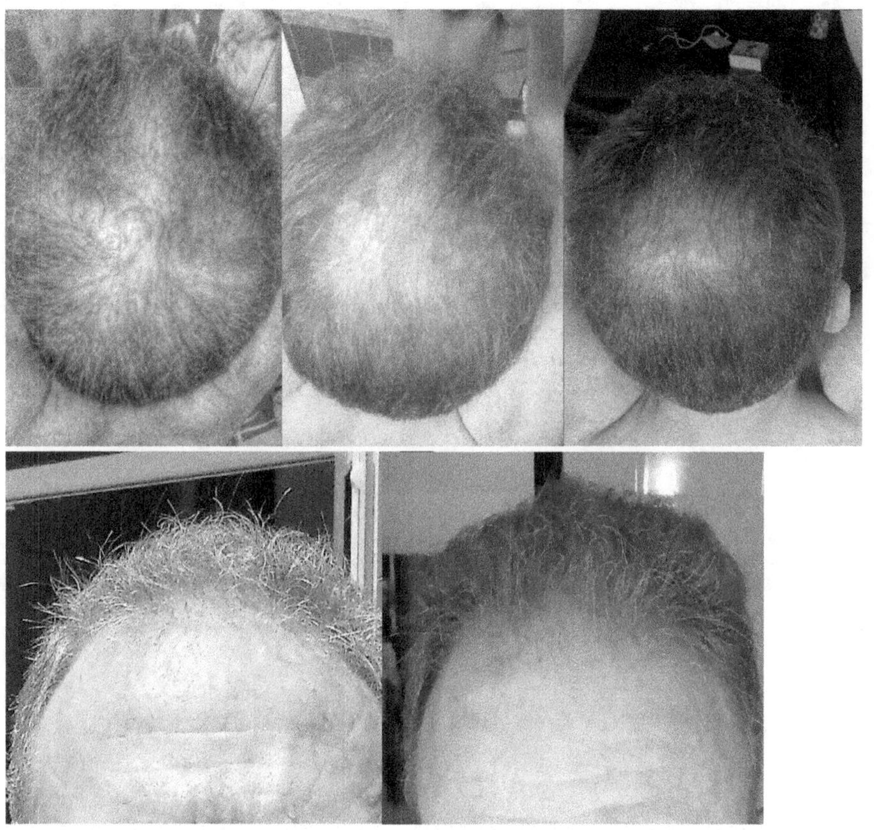

Los primeros efectos aparecen en el área frontal después de 3 a 6 meses. Los resultados en el vértice craneal aparecen al final y puede tomar 2 años para revertir todo el proceso alopécico.

En el fotomontaje anterior, la primera imagen muestra la evolución a 1 mes de tratamiento, la del medio a los 4 meses y la de la derecha a los 7 meses.

En el montaje de abajo, la imagen de la izquierda muestra el área frontal a 1 mes, la de la derecha muestra el área frontal después de solo 5 meses de tratamiento.

El cabello se vuelve más grueso y se ve más oscuro. Definitivamente hay menos pelo blanco.

PARTE 4

ALGUNOS PROGRAMAS ANTIEDAD

Fuente: C.DALLE La guía practica de la medicina anti-edad.

Mi programa :

Hormonas tiroideas eutirales y levotirox
Hidrocortisona 10 mg por la mañana
DHEA 25 mg
Pregnenolona 50 mg
Enantato de testosterona 80 mg por semana
Coenzima Q10 (Ubiquinol) 100 mg
Melatonina MZS del Dr. Pierpaoli 3 mg al acostarse
Niacinamida 1gr
EPA / DHA ácidos grasos 1gr
Finasterida 1.25 mg (alopecia)
Complejo de vitaminas Maxi Hair Plus
Lisina 1gr
Citrato de potasio 200mg
Taurina 1gr
Magnesio 300 mg
Vitamina D (Zyma D) 6000 UI
Hoja de ortiga 400 mg

Perilla Frutescens en infusión

Ocasionalmente: secretagogo tipo MK 677 o glicina al acostarme, vitamina E 400 mg, crema de progesterona (protección de la próstata), astaxantina...

Deporte : culturismo 2-3 veces a la semana

El programa del Dr. Thierry Hertoghe (Bélgica)

Testosterona gel liposomal 10% 1dosis
Pregnenolona 50 mg
Melatonina 0.5 mg sublingual
Armor Tiroides 90 mg
Hidrocortisona 30 mg
9-alfa-fludrocortisona 100 mg
DHEA 40mg
Finasterida 2.5 mg (alopecia)
Progesterona 100 mg
Hormona de crecimiento 0.01 UI
Vitamina E 400 mg
Coenzima Q10 100mg
Carnitina 4gr
Complejo multivitamínico
Omega 3 EPA / DHA

Ejercicio físico diario
Relajación

El programa del Dr. Claude Chauchard (Francia)

DHEA 25 mg
Vitamina E 400UI
600 mg de potasio
Advodart (contra la alopecia)
Ácido Alfa Lipoico / Biotina 250 mg
Betacaroteno 25000 UI
Zeaxantina
OMega 3 EPA / DHA
Licopeno 15mg
Acetil L carnitina 600 mg
N-acetil cisteína 600 mg
Glutamina 500 mg
800 mg de enzimas digestivas

EPILOGO

¡Listo! Llegamos al final de esta guía sobre antienvejecimiento, también llamado Medicina Funcional y Nutricional.

Espero que leer este libro te haya animado a hacerte cargo de tu propia salud; porque te pertenece, por un lado, y porque tienes un activo para lograrlo que tu médico no tiene: **tiempo**.

Haz tu propia investigación, habla sobre ello… esto es esencial, porque el campo de la nutrición cambia constantemente.

Con este libro cuentas con información muy valiosa para ayudarte a mejorar tu salud; sin embargo, si aún tienes preguntas, no dudes en comunicarte conmigo por correo electrónico a la siguiente dirección: **darkbloom987@gmail.com**, intentaré responderlas.

Del mismo modo, no dudes en dejar un comentario (si es posible, favorable) en mi perfil de Amazon: dará más visibilidad a mi libro. En este caso, avísame por correo electrónico y te enviaré documentación muy útil sobre las vitaminas.

Pero no te olvides: en medicina ,como en otras áreas, no existe una verdad absoluta, para nadie, todos somos "buscadores" perpetuos en busca de lo que Hipócrates llamó **"la causa de las causas".**

REFERENCIAS BIBLIOGRÁFICAS

1 Coles LD[1], Tuite PJ[2], Öz G[3], Mishra UR[1], Kartha RV[1], Sullivan KM[1], Cloyd JC[1], Terpstra M[3].1- Gerontol A Biol Sci Med Sci. 2012 Jun;67(6):573-83. doi: 10.1093/gerona/glr208. Epub 2011 Dec 9.

Advanced glycation end-products as markers of aging and longevity in the long-lived Ansell's mole-rat (Fukomys anselli).

Dammann P[1], Sell DR, Begall S, Strauch C, Monnier VM.

2- Biosci Rep. 1999 Dec;19(6):581-7.

Carnosine, the protective, anti-aging peptide.

Boldyrev AA[1], Gallant SC, Sukhich GT.

3- J Clin Pharmacol. 2018 Feb;58(2):158-167. doi: 10.1002/jcph.1008. Epub 2017 Sep 22.

Repeated-Dose Oral N-Acetylcysteine in Parkinson's Disease: Pharmacokinetics and Effect on Brain Glutathione and Oxidative Stress.

Coles LD[1], Tuite PJ[2], Öz G[3], Mishra UR[1], Kartha RV[1], Sullivan KM[1], Cloyd JC[1], Terpstra M[3].

4- Miller ER, Pastor-Barriuso R, Dalal D, Riemersma RA, Appel LJ, Guallar E. Meta-analysis: high-dosage vitamin E supplementation may increase all-cause mortality. Ann Intern Med. 2005 Jan 4;142(1):37-46.

5- Semin Immunol. 2015 May;27(3):184-93. doi: 10.1016/j.smim.2015.03.013. Epub 2015 Apr 10.

Atherosclerosis - A matter of unresolved inflammation.
Viola J[1], Soehnlein O[2].

6- ARTE : Cholestérol : le grand bluff

7- Cholestérol : mensonges et propagande, Michel de Lorgeril, MD Ed. Thierry Souccar

8- Lettre du Dr Thierry Hertoghe: Préserver ses télomères.

9- Michel de Lorgeril, 2018: L'espérance de vie régresse dans toute l'Europe, comme aux USA. Blog michel.delorgeril.info

10- Pr Philippe Even, Pr Bernard Debré, Ed. Cherche midi, 2012: Guide des 4000 médicaments utiles, inutiles ou dangereux.

11- Source : wikipédia : sarcopénie ou syndrome gériatrique.

12- "Lait : mensonges et propagande" Thierry Souccar.

13- Walter Pierpaoli, MD, PhD "The melatonine miracle".

14- Venesson J. "Gluten: comment le blé moderne nous intoxique".

15- Metformin reduces all-cause mortality and diseases of ageing independent of its effect on diabetes control: A systematic review and meta-analysis.
Campbell JM, Bellman SM, Stephenson MD, Lisy K.
Ageing Res Rev. 2017 Nov;40:31-44. doi: 10.1016/j.arr.2017.08.003. Epub 2017 Aug 10.

16- *CA Cancer J Clin. 2016 Mar-Apr;66(2):91-2. doi: 10.3322/caac.21299. Epub 2016 Jan 11.*

Nicotinamide found to reduce the rate of nonmelanoma skin cancers in high-risk patients.

Barton MK.

17- *Benoit Claeys, MD - En finir avec l'hypothyroïdie, 2015 Ed. Thierry Souccar*

18- *Wentz Isabella PharmaD - Hashimoto's hypothyroiditis. Lifestyle interventions for finding and treating the root cause.*

19- *Santé Nature Innovation 31/10/2014 - Comment va votre thyroïde ?*

20- *Reddy D.S., Kulkarni S.K., Neurosteroid coadministration prevents development of tolerance and augments recovery from*

benzodiazepine withdrawal anxiety and hyperactivity in mice. Methods Find Exp Clin Pharmacol. 1997 Jul-Aug;19(6):395-405

21- *Reddy D.S., Kulkarni S.K., Differential anxiolytic effects of neurosteroids in the mirrored chamber behavior test in mice. Brain Res.*

1997 Mar 28;752(1-2):61-71.

22- *Morley J.E., Kaiser F., Raum W.J., Perry H.M. 3rd, Flood J.F., Jensen J., Silver A.J., Roberts E., Potentially predictive and manipulable*

blood serum correlates of aging in the healthy human male: progressive decreases in bioavailable testosterone, dehydroepiandrosterone sulfate, and the ratio of insulin-like growth factor 1 to growth hormone. Proc Natl Acad Sci USA. 1997 Jul 8;94(14):7537-42.

23- Freeman H., Pincus G., Bachrach S., Johnson C.W., McCabe G.E., MacGilpin H.H. Jr., Oral steroid medication in rheumatoid arthritis.
J Clin Endocrinol Metab. 1950 Dec;10(12):1523-32.

24- Mayo W., Le Moal M., Abrous D.N., Pregnenolone sulfate and aging of cognitive functions: behavioral, neurochemical, and
morphological investigations. Horm Behav. 2001 Sep;40(2):215-7.

25- John R. Lee, MD. "Hormone balance for men : what your doctor may not tell you about prostate health and natural hormone supplementation."

26- E.Louis "Jeunesse illimitée" Editions Full Wellness.

27-   https://www.express.co.uk/news/uk/558249/statins-expert-heart-drug-rory-collins

28- Dr Ronald Klatz "Growing young with HGH" HarperCollins Publishers

29 - Djurhuus CB, Gravholt CH, Nielsen S, Mengel A, Christiansen JS, Schmitz OE, Møller N. Effects of cortisol on lipolysis and
regional interstitial glycerol levels in humans. Am J Physiol Endocrinol Metab. 2002 Jul;283(1):E172-7.

30- Shuto M, Higuchi K, Sugiyama C, Yoneyama M, Kuramoto N, Nagashima R, Kawada K, Ogita K. Endogenous and exogenous

glucocorticoids prevent trimethyltin from causing neuronal degeneration of the mouse brain in vivo: involvement of oxidative

stress pathways. J Pharmacol Sci. 2009 Aug;110(4):424-36.

31- Gavan N, Maibach H. Effect of topical corticosteroids on the activity of superoxide dismutase in human skin in vitro. Skin

Pharmacol. 1997;10(5-6):309-13.

32- Dandona P, Thusu K, Hafeez R, Abdel-Rahman E, Chaudhuri A. Effect of hydrocortisone on oxygen free radical generation by

mononuclear cells. Metabolism. 1998 Jul;47(7):788-91.

33- Lettre du Dr Thierry Hertoghe N°18 "Perte de cheveux".

34- Schnohr P, Nyboe J, Lange P, Jensen G. Longevity and gray hair, baldness, facial wrinkles, and arcus senilis in 13,000 men and

women: the Copenhagen City Heart Study. J Gerontol A Biol Sci Med Sci. 1998 Sep;53(5):M347-50. (2.5 x more mortality from

ischemic heart disease, and 72% more risk of disease in men with severe baldness (frontal or vertex).

35- Trevisan M, Farinaro E, Krogh V, Jossa F, Giumetti D, Fusco G, Panico S, Mellone C, Frascatore S, Scottoni A, et al. Baldness and coronary heart disease risk factors. J Clin Epidemiol. 1993 Oct;46(10):1213-8. (Participants with fronto-occipital baldness

(male-type baldness) have higher cholesterol and BP).

36- Somebody's Method to regrow your hair: BOOK IS ABOUT MY HAIR LOSS TREATMENT AND HOW I WAS ABLE TO REGROW MY HAIR IN LESS THAN 7 MONTHS (English Edition) Format Kindle, Amazon download.

Notes

¡Dale la vuelta a tu reloj biológico!

145